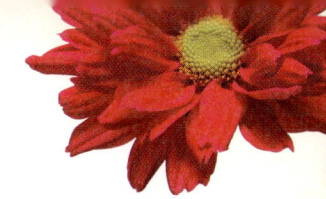

스트레스 · 우울증 · 불면증을 날려라

이어캔들테라피

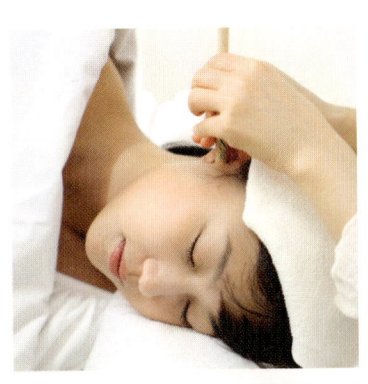
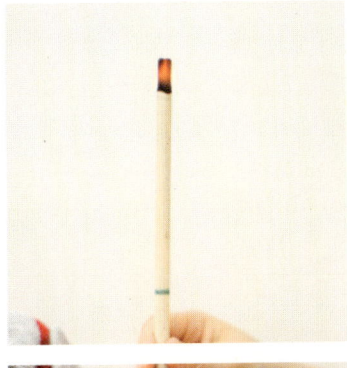
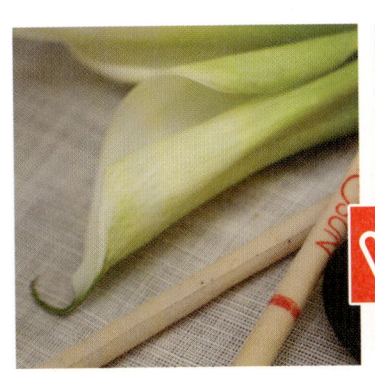
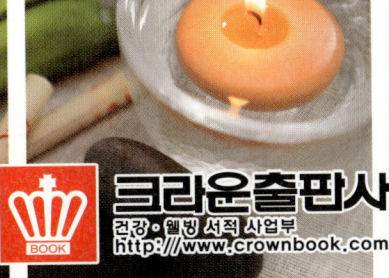
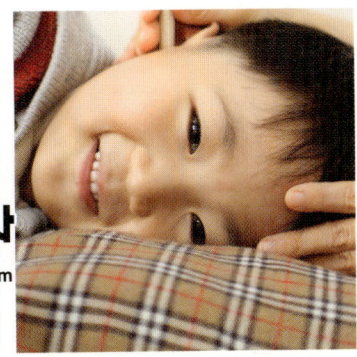

크라운출판사
건강·웰빙 서적 사업부
http://www.crownbook.com

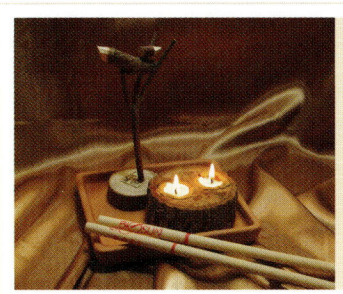

감사의 글

새로운 해를 열면서 원고를 마쳤다. 본인 아니면서 신경이 참 많이 쓰였던 작업이었는데, 책이 나올 수 있도록 많은 도움을 주신 분들에게 감사 인사를 드린다.

2001년도 독일 바이오썬 이어캔들을 한국에 소개한 이후 이어캔들 저변확대와 교육에 힘써 온 아로마나투아 김미자 대표님께 깊은 감사한 마음을 전달하고 싶다. 김 대표님 덕택에 세계적으로 인정받고 있는 이어캔들을 소개받게 되었고 또한 이어캔들을 바탕으로 한 이어테라피와 귀테라피에 대한 호기심을 갖게 되어 이렇게 책을 쓰게 되었다. 그 외에도 독일 바이오썬사의 지원과 독일 대체의학 의사인 금숙 아담스께서 보내주신 관심과 협조에 깊이 감사드린다.

옆에서 그림작업을 비롯하여 임상케이스 작성 등으로 애써준 김인정 선생과 사진작업을 해준 박수빈 씨, 크라운출판사 관계자들에게 고마움을 전달한다.

2009년 1월

이 책을 펴내면서

저자는 국제 아로마테라피스트로서 각종 아로마협회 및 대학에서 아로마테라피 교육과 아로마 관련 기업에서 아로마 제품 개발, 한의원 및 모현 호스피스에서 환자들 대상으로 아로마테라피를 임상해왔다. 보완 대체요법으로써 아로마테라피는 정통 서양의학과 한의학과 함께 적용했을 때 우수한 시너지 효과를 갖는다고 생각한다. 특히 합성 화학 약물 또는 쓰디쓴 한약을 복용하지 않고도 몸에 향기 나는 아로마를 바름으로써 통증완화, 면역강화, 각종 피부문제 개선, 부종 및 순환개선, 호흡기 개선과 같은 치유효과를 보인다는 것은 아로마테라피의 가장 큰 장점이다. 바로 이런 이유로 영국의 많은 보완 대체요법 중 가장 우수한 요법 Best 10 중의 하나로 인정을 받았다.(British Medical Association 1993, The Foundation for Integrated Medicine 1997)

2년 전 우연히 이어캔들을 접하게 되면서 이어캔들이 갖고 있는 항스트레스 효과와 함께 이비인후에 매우 효과적인 임상을 보면서 아로마테라피와 함께 어울릴 수 있는 좋은 보완대체요법일 수 있겠다는 생각이 들었다. 또한 에센셜 오일을 피부에만 사용하던 것과는 달리 이어캔들은 외이도를 통해 귀 전체는 물론 비강을 비롯한 부비강동, 목과 기관지에 우수한 효과를 줄 수 있다는 점에 흥미가 생겼다. 특히 향이 나는 허브를 태우는 것에서 시작했다는 이어캔들의 역사적 유래는 아로마테라피의 기원과 유사해 저자의 관심을 끌기에 충분했다.

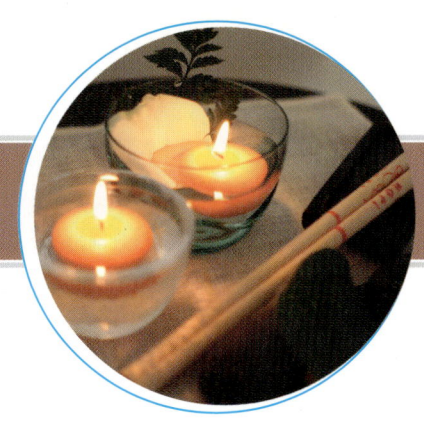

이어캔들테라피

과거를 돌이켜 볼 때 우리 조상들은 우수한 치유 지식을 남겼고, 그 중 많은 요법들이 현대에서 재조명을 받고 있다는 것은 잘 알려진 사실이다. 이어캔들은 고대로부터 전해 내려온 오래된 치유법이다. 그러나 이어캔들을 전문적으로 시술하거나 최상의 효과를 얻기 위해서는 이어캔들에 대한 충분한 이해와 지식을 갖추어야 한다.

이어캔들을 시술하기 위해서는 우선 양 귀에 사용할 수 있는 캔들이 필요하다. 이런 캔들은 주로 면 또는 아마, 대마와 같은 천연 직물 등에 다양한 허브를 우린 순수 밀랍을 발라 단단하게 굳힌 속이 빈, 관 형태이다. 이어캔들은 귀에 꽂고 태움으로써 치유효과를 나타내며, 자연치료사들은 이어캔들 후 치유효과를 높이기 위해 얼굴, 귀, 목, 두피와 같이 귀와 인접한 신체 부위를 함께 마사지해 준다.

이어캔들은 유쾌하며 비(非)침습성 테라피로서 건강증진을 가져오며 귀와 머리와 관련된 증상개선과 혹은 단순히 스트레스만을 완화시킬 목적으로 시술받기도 한다. 현대에 들어와서 두통, 비염, 부비강염과 같은 질환이 일반화되면서 이어캔들은 화학약물 남용을 줄이고 천연 요법으로 질환을 해결하고자 하는 현대적 트렌드 요구와 잘 맞는다.

이어캔들테라피에 대한 관심과 요구는 지난 10~20년 동안 극적인 성장세를 보이고 있으며, 많은 보완치료사들이 시술하고 있다. 최근 들어서는 피부 미용 및 스파 샵에서 트리트먼트 메뉴로 인기를 얻으면서 대중화되고 있다.

저자 강해미

Contents

5   감사의 글
6   이 책을 펴내면서

PART 1 이어캔들이란

12   이어캔들의 역사와 유래
14   이어캔들이란 무엇인가
19   이어캔들의 구분

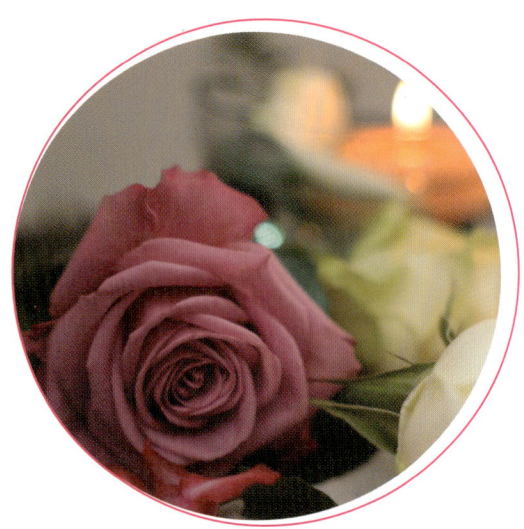

PART 2 이어캔들의 효과

28   이어캔들의 작용원리
43   이어캔들의 임상데이터
45   이어캔들의 효과

PART 3 이어캔들 시술

58   이어캔들 금기사항
65   이어캔들 트리트먼트

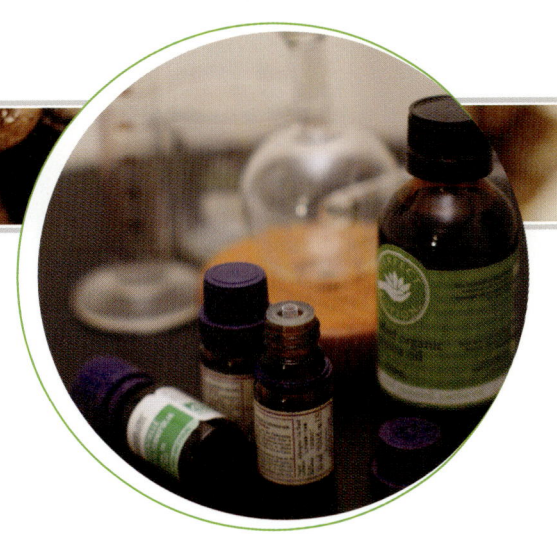

PART 4 이어캔들 적용

- 78 유아·어린이 케어
- 81 노인·완화 케어
- 83 임신·산후 케어
- 84 미용·스파 케어

PART 5 이어캔들과 함께하는 기타 요법

- 90 아로마테라피
- 93 귀반사 요법
- 97 인디언헤드 마사지
- 99 폴라러티 요법
- 110 두개천골 요법

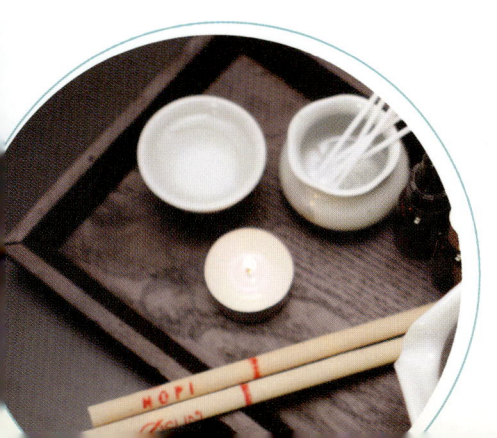

PART 6 부록

- 116 귀·부비강·목의 구조 이해
- 120 이어캔들 트리트먼트

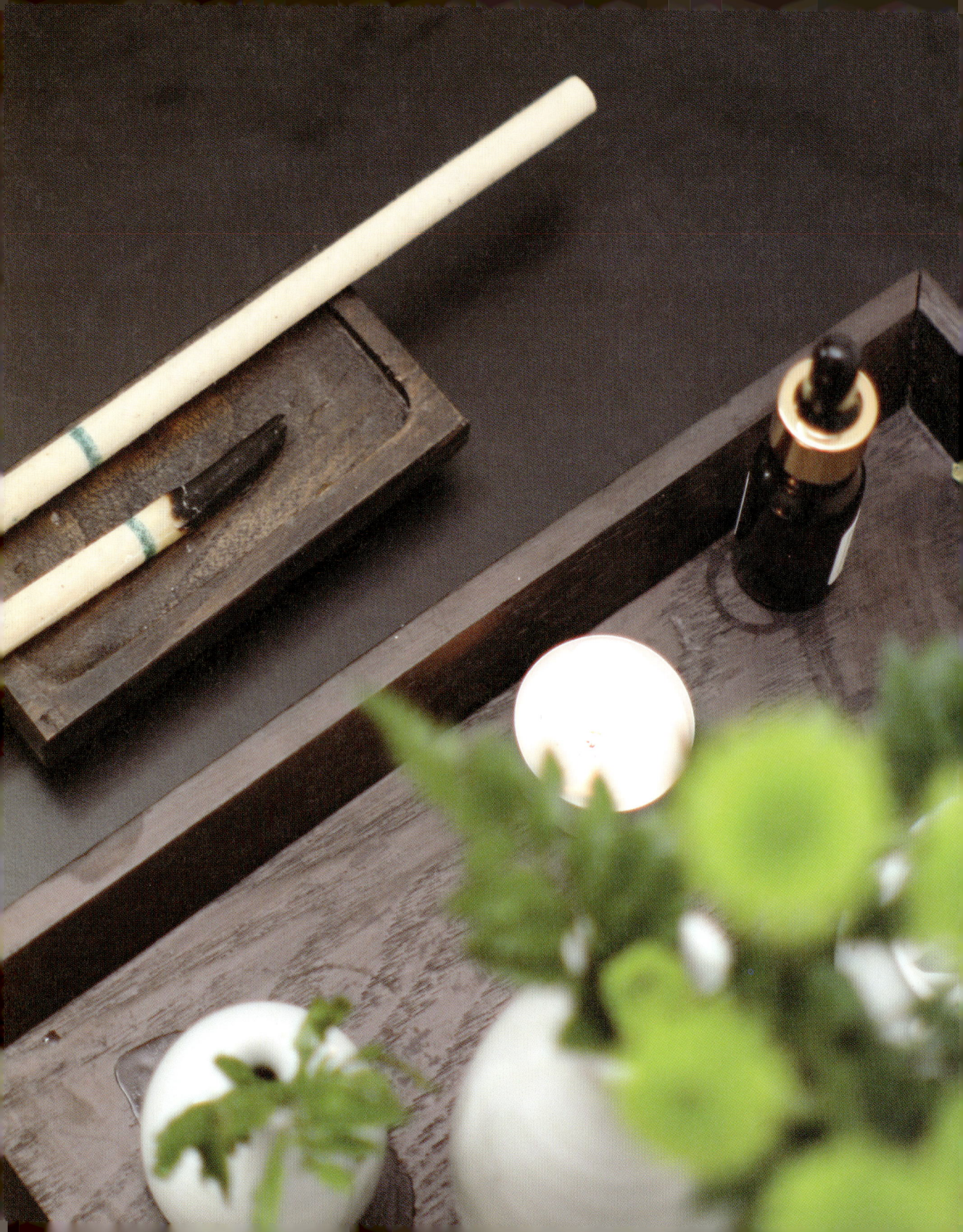

PART 1

이어캔들이란

이어코닝, 온열요법, 귀온열요법 등과 같은 다양한 이름으로 불린다. 세계 여러 곳에서 이어캔들 전통이 사라지고 있었지만 미국의 호피라는 인디언 부족은 이어캔들 전통을 지켜왔다.

이어캔들의 역사와 유래

이어캔들이란 무엇인가

이어캔들의 구분

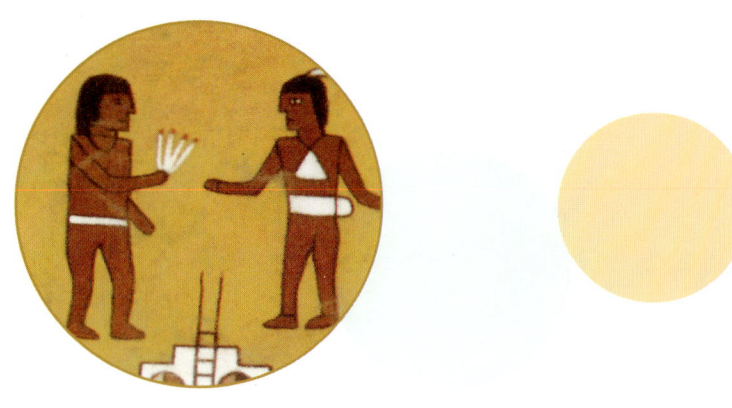

이어캔들의 유래와 역사

이어캔들은 이어코닝(Ear Coning), 온열요법(Thermotherapy), 혹은 귀 온열요법(Thermal-auricular Therapy) 등과 같은 다양한 이름으로 불리지만 '호피 이어캔들'이라는 명칭으로 잘 알려져 있다. 세계 곳곳에서는 이어캔들 전통이 사라지고 있었지만 미국 내 호피라는 인디언 부족은 이어캔들 전통을 지켜왔다. 호피 부족은 애리조나 북동쪽에 있는 인디언 보호구역에 주로 살고 있는 인디언 원주민들이다. 이들은 다른 인디언들보다 폭넓은 치유 지식과 영적인 생활양식을 갖고 있는 것으로 유명하다. '호피'라는 단어는 '평화로운 사람들'을 뜻하며, 이 부족 내에는 다양한 씨족들이 각각 다른 의식을 가지고 살고 있다. 호피 불 씨족(The Hopi Fire Clan)은 허브를 우린 왁스를 바른 잎을 말아서 영혼의 의식에 사용했다. 독일 바이오썬 사가 이어캔들을 서방에 소개하면서 호피 부족의 이름을 따서 오늘날의 호피 캔들이라고 불리게 되었다.

호피 부족 외에도 멕시코 인디언인 아즈텍족과 그리스인, 로마인, 호주원주민과 같은 수많은 문명인들이 이어캔들을 사용했었다는 것을 알 수 있다. 고대 이집트인들은 나일강의 갈대에 왁스를 입히고 귀 주변에 진흙으로 메워서 봉합하여 사용했다. 속이 빈 나뭇가지 또는 진흙으로 만든 원뿔모양의 콘은 허브를 담는 것으로 사용되거나 귀에 향을 피우는 도구로 사용되었다. 이어캔들 시술 절차는 귓속의 청결뿐만 아니라 예식이나 의식을 시작하기 전에 영혼의 정화 목적으로도 사용되었다.

이어캔들 시술은 돌돌 말린 담뱃잎 또는 왁스를 입힌 천 또는 종이와 같은 재료를 사용하여 이탈리아, 스페인, 로마, 아시아와 같은 지역에서 행해졌으며, 지금까지도 이와 같은 민간요법이 사용되고 있다.

이어캔들의 효과는 각각의 치유효과를 가지고 있는 불, 열, 연기, 그리고 허브를 사용하여 발전시킨 것이라고 볼 수 있다. 고대인들은 불이 우리 몸 속에 나쁜 것을 없애는 작용을 한다고 믿었다. 따라서 신체 치유와 의식 정화를 위해 불을 폭넓게 사용하였다. 또한 열과 냉요법을 근육통, 등창, 치통, 일반감기 등과 같은 모든 신체적 증상을 치료하는 자연요법으로 사용했다.

'Smudge Stick'이라 하여 향이 나는 허브를 태우는 전통은 고대 샤머니즘 의식 중의 하나로 현재까지도 여전히 사용되는 전통의식이다. 중세유럽에서는 악귀를 물리치기 위해 세인트 존즈 워트를 태웠다는 기록을 찾을 수 있으며, 오늘날 주요 종교의식에서도 향이 나는 연기를 피우는 의식을 찾아볼 수 있다. 고대인들은 허브에서 연기가 피어 오르면서 불행이나 아픔과 같은 부정적 에너지를 정화시킨다고 믿었다. 현대 과학은 허브를 태웠을 때 발생되는 아로마는 해당 공간의 살균, 정화와 함께 음이온 발생이라는 유효한 효과를 낸다는 것을 밝혀냈다.

이어캔들이란 무엇인가

많은 사람들이 이어캔들의 구조와 형태에 혼돈스러워 한다. 심지가 있는 일반 양초가 타는 동안 촛농이 아래로 흐르는 것과는 달리 이어캔들은 원통(Cylindrical)모양으로 길이는 최대 12인치 정도이며 내부에는 심지가 없다. 저품질이거나 잘못 제조된 제품이 아닌 이상 촛농이 흘러 내리는 일은 없다.

필터를 제외한 이어캔들 구성성분은 100% 천연원료만을 사용한다. 우수 품질의 이어캔들의 경우 유기농으로 수확한 면포나 대마를 사용하며 추가적으로 표백 또는 염색가공을 거치지 않은 섬유만을 사용한다. 가장 기본적인 이어캔들은 이런 순수 천연 직물에 깨끗하게 정제된 밀랍을 발라 제조한 이어캔들이지만, 시중에 나와 있는 이어캔들 대부분은 허브추출물이나 에센셜 오일, 꿀추출물과 같은 유효성분을 다양하게 함유하고 있다.

이어캔들을 선택할 때 주의할 점은 외이도(外耳道)에 꽂는 이어캔들 끝이 가늘어지는 제품은 좋지 않다는 것이다. 끝이 가늘어질 경우 외이도 안으로 이어캔들이 깊숙이 들어가 고막에 너무 가까이 다가가 자극을 줄 수 있기 때문이다. 이런 이유로 끝이 가늘어지는 이어캔들보다는 평평한 모양의 이어캔들 형태를 권장한다.

또한 이어캔들을 구매할 때 촛농이 귀 안으로 흐르는 것을 예방하고 이어캔들 시술 후 남는 허브 잔재가 외이도 입구에 과도하게 축적되는 것을 막을 수 있도록 안전장치가 장착돼 있어야 한다. 이어캔들이 의료인에 한정되어 사용되고 있는 것은 아니지만 적어도 인체에 적용하여 안전하다는 표준 테스트를 받은 제품을 고르는 것도 하나의 선택기준이 될 수 있다. 따라서 전세계에서 우수한 품질로 인정받고 있는 이어캔들이나 이어콘 브랜드들은 93/42/EEC와 같은 EU 규정을 따르는 품질과 안전성 실험을 엄격하게 거친 제품들이다.

제조사는 이어캔들에 다양한 치료 성분을 넣어 제조할 수 있으며, 그 유효성분은 이어캔들이 타는 동안 방출되어 효과를 발휘하게 된다. 전통적으로 세이지, 캐모마일, 꿀과 같은 성분들이 이어캔들의 주요 성분으로 이용된다. 그 이유인즉 귀, 코, 목의 건강에 도움을 주며, 면역계를 촉진시키는 효과가 있기 때문이다. 이런 성분들은 보통 서양에서 알레르기성 비염, 건초열 치료에 사용되는 성분이기도 하다.

면

면은 목화의 씨앗에 자라는 부드러운 섬유조직이다. 면 섬유조직은 다시 실로 짜여 부드럽고 통기성이 있는 직물로 만들어진다. 면은 전세계에서 생산되며, 생산과정 중 화학비료와 살충제 등이 많이 사용되는데 최종 단계에서는 상업적인 목적으로 표백까지 한다. 우수 품질의 이어캔들은 유기농으로 생산된 후 표백 처리가 되지 않은 면을 사용한다. 부드럽고 유연감을 주기 위해 아마와 혼방하여 사용하기도 한다. 면이나 아마 혼방 직물을 사용한 이어캔들은 유해물질을 발생시키지 않고 깨끗하게 탄다. 면 외에도 대마를 이용하는 경우도 많다. 대마는 섬유질 함유량이 높아 제지(製紙)를 비롯하여 생분해가 가능한 플라스틱까지 만든다. 면과 같이 대마 조직 역시 독성물질을 발생하지 않으면서 깨끗하게 타는 것으로 알려져 있다.

밀랍

일벌이 만드는 밀랍은 벌집 제조에 사용되어 어린 벌들을 키우고 꿀과 화분을 저장한다. 밀랍은 벌 복부 표면에 있는 분비샘에서 만들어지는 물질로 밀랍 성분에는 화분과 프로폴리스가 혼합되어 있다. 화분의 꽃 종류와 프로폴리스에 따라 색상은 백색에서 거의 검은 색상까지 띤다. 어린 벌들이 사는 벌집의 왁스는 대체로 꿀을 저장하는 벌집의 왁스보다 어두운 색상을 띠는 경향이 있는데, 불순물들이 어린 벌들이 사는 밀랍에 축적되기 때문이다.

가장 우수한 밀랍은 벌집의 뚜껑에서 채취한 것이다. 이 부분은 벌들이 모아온 꿀을 벌집에 넣고 봉인한 부위이다. 벌집 뚜껑은 꿀을 따기 전에 먼저 벌집에서 잘려 밀랍 구매자에게 산업 또는 공예 목적으로 팔린다. 백 파운드의 꿀을 추출할 때마다 약 1~2파운드의 밀랍이 생산된다. 밀랍은 제약이나 화장품 생산 등에 폭넓게 사용되며 살균, 항염, 항감염 효과가 있는 것으로 알려져 있다. 이어캔들 제조시 밀랍을 녹여 다양한 허브를 넣어 우린다. 이어캔들의 주성분이라고 할 수 있는 직물을 밀랍과 허브 혼합물에 적셔 말렸을 때 이어캔들은 단단한 형태를 갖추게 된다. 밀랍은 굳게 결속된 귀지에 수화작용을 일으켜 부드럽고 느슨하게 하는 데 도움을 준다.

밀랍 캔들은 무독성이며 촛농이 흘러내린다거나 혹은 연기가 거의 나지 않은 채 깨끗하게 연소된다는 것이 파라핀 캔들과 다른 점이다. 이런 점에서 밀랍은 이어캔들을 치료 목적으로 사용할 때 이상적인 성분이라고 할 수 있다. 밀랍의 유효기간은 정해져 있지 않으며, 고대 이집트 무덤에서 발견된 밀랍은 심지어 수천 년이 지난 지금에도 유연성을 가지고 있다. 밀랍은 치즈가 계속 발효되는 것을 막아주는 치즈 코팅제나 식품 광택제로 사용되기도 한다.

꿀

꿀은 꽃의 화밀(花蜜)에서 벌들이 생산한 달콤한 플루이드이다. 벌들은 화밀을 채취한 후 뱃속(약간의 화학 작용이 발생된다)에 저장했다가 달콤한 시럽(꿀) 형태로 게워서 벌집 내에 저장한 후 겨울 동안 먹이로 먹는다. 항균 효과와 함께 천연 보존제로 사용될 정도로 당도가 높기 때문에 부패되지 않는다.

히포크라테스와 아리스토텔레스와 같은 그리스 학자들은 꿀을 피부질환, 통증, 호흡기질환과 같은 증상의 치료제로 사용했다. 클레오파트라는 주름예방과 피부유연 목적으로 사용하였다. 꿀은 비타민과 미네랄이 풍부하여 가정에서 요리 또는 의료 목적으로 사용되는데, 감염을 막고 기침 또는 목이 아픈 데 좋다. 보습과 수화작용이 뛰어나 화장품 제조성분으로도 인기가 높다. 꿀의 수화작용은 단단한 귀지를 부드럽고 느슨하게 하는 데 도움을 준다.

프로폴리스

프로폴리스는 꿀벌이 자신의 생존과 번식을 위해 여러 식물에서 뽑아낸 수지상의 물질인 플라보노이드와 살균력이 강력한 피톤치드와 같은 식물의 생명보호물질을 일벌이 채취하여 자신의 침과 효소 등을 섞어서 만든 물질이다. 함유 성분으로는 유기물과 미네랄(무기염류) 등이 가장 많은데, 미네랄, 비타민, 아미노산, 지방 유기산 플라보노이드 등이며, 세포대사에 중요한 역할을 한다. 프로폴리스는 항산화와 항생제 효능이 있어 세균과 바이러스에 대해서는 완벽한 항생물질로 작용하지만 정상적인 세포와 인체에는 아무런 부작용이 없다. 프로폴리스의 치유효과에 대해서는 수천 년 동안 전해지고 있으며, 현대에서도 훌륭한 건강식품은 물론 각종 화장품의 기능성 원료로 사용되고 있다.

캐모마일 로만

캐모마일이라는 이름은 그리스 어원으로 'Kamai Melon' 이라고 불렀다. 지상의 사과(Ground Apple)라는 뜻으로 캐모마일의 달콤한 사과향에서 그 이름이 유래한 것으로 알려져 있다. 그리스 약초학자들과 의사들은 두통과 신장, 간, 방광질환 치료에 사용하였다.

수세기 동안 약초학자들은 캐모마일을 복통, 구풍, 두통, 가슴앓이, 소화불량, 식욕상실 등에 처방 하였다. 캐모마일의 주된 효능으로는 진정, 안정, 항감염등이 있다. 캐모마일의 부드럽고 효과적인 진통작용은 목이나 귀 혹은 두통과 같은 통증이 있을 때 유용하게 사용된다. 캐모마일은 알레르기가 있을 때 아주 유용하게 사용되며, 화장품에서 항엘러지제로 첨가된다. 또한 면역기능 촉진과 함께 감염 제거 효과가 있다. 정서적으로는 신경성 긴장이나 스트레스와 연관된 증상을 낮춰주고 편안한 숙면을 돕는다.

세이지

고대부터 요리용이나 의료용 허브로 자주 이용되었으며, 로마인들에 의해서 Herba sacra라 하여 'Sacred herb(성스런 허브)'로 불리었다. 호흡기감염, 생리장애, 소화기장애 등에 사용되었으며, 우리의 감각기관을 강화시키고 기억력을 증진시키는 것으로 알려져 있다. 세이지는 유럽뿐 아니라 미국 인디언들도 귀하게 여기던 식물로서 부정적 에너지를 정화하는 스머지 스틱(Smudge Stick) 재료로 사용하였다. 오늘날에도 미국 웹 사이트상에서 육체와 마음, 영혼, 환경을 정화시키기 위해 제품화된 세이지 묶음이 판매되는 것을 볼 수 있다. 세이지는 또한 오리지널 호피 이어캔들의 주요성분 중의 하나로 진정효과가 있으며 두통, 호흡기질환, 기타 스트레스 질환을 완화시켜준다.

세인트 존즈 워트

영국과 프랑스 전역에서 볼 수 있는 세인트 존즈 워트(Hypericum Perforatum) 허브의 다른 명칭은 하이퍼리큠이다. 하이퍼리큠이라는 명칭은 그리스어로 hyper(위)와 eikon(그림)에서 유래하며, 6월 24일 성 요한일에 집에 있는 그림 위에 이 식물을 걸어 악귀를 내쫓았다고 한다.

중세 기사들은 칼에 벤 상처에 이 식물을 발랐으며, 현대에도 이 식물의 항균 효과를 입증하는 증거들을 찾아볼 수 있다. 세인트 존즈 워트는 팅쳐 또는 허브 오일 형태로 외부 궤양, 상처(특히 심각한 신경조직 손상), 종기, 베인 상처, 멍 등에 사용하는 대중적인 가정 상비약으로 알려져 있다.

2005년 〈Evening Standard's Metro Magazine〉 2월호에 게재된 연구에 따르면 세인트 존즈 워트는 항우울제인 파록세틴(paroxetine, Serotax)보다 더 뛰어난 효과를 보였다. 세인트 존즈 워트로 처방을 받은 환자들의 절반이 6주 후에 우울감이 감소된 반면 파록세틴을 처방받은 환자들은 3분의 1만이 우울감이 감소되었다. 또한 복통과 같은 부작용도 적고, 기분을 좋게 하는 호르몬 물질인 세라토닌과 도파민 수치를 높여주는 천연 항우울제로 학계의 인정을 받았다. 스트레스, 근심 완화, 수면장애, 긴장성 두통 등에도 효과를 보인다.

에센셜 오일

에센셜 오일은 꽃뿐만 아니라 잎과 과일, 뿌리, 줄기 및 식물의 기타 부위에 넓게 함유되어 있는 천연 추출물이다. 아로마 식물의 특정 분비선, 관, 세포 그리고 특정 나무의 조직과 수액에서 분비된다. 식물 고유의 향을 주는 것이 바로 에센셜 오일이다.

대부분의 꽃과 씨앗, 나무 껍질, 뿌리, 수지, 잎, 나무들은 에센셜 오일을 모두 갖고 있다. 한 식물에서 여러 가지 에센셜 오일을 추출하기도 하는데, 비터 오렌지의 경우 비터 오렌지 에센셜 오일은 과피에서, 꽃에서는 네롤리 에센셜 오일을, 잎에서는 페티그레인 에센셜 오일을 얻을 수 있다. 에센셜 오일이 다양한 효능을 가지고 있는 것은 사실이지만 이어캔들에 함유된 성분으로 활용될 때는 그 효능 효과에 있어서 제한적일 수밖에 없다. 이어캔들로 사용할 때는 이비인후 부위에 항균, 항진균, 항바이러스 효과와 진통작용, 항염효과, 상처치유, 거담작용을 손꼽을 수 있다. 이와 함께 신경강화와 안정효과를 기대할 수 있다. 이어캔들 시술 전후로 마사지 적용시 에센셜 오일을 함유한 마사지 오일로 귀, 얼굴, 목, 어깨 등 마사지를 함께해 줄 경우 이어캔들의 효과는 배가된다.

이어캔들의 구분

다양한 이어캔들이 시중에 판매되고 있다. 그중 전세계적으로 인기를 끌고 있는 제품은 독일 바이오썬사의 제품이다. 바이오썬사는 1985년에 전통 호피 인디언들과 계약을 맺고 호피 연장자로부터 전통 허브 포뮬러를 토대로 한 이어캔들을 발전시켰다. 다른 점은 호피 부족이 잎을 사용했던 것과 달리 바이오썬에서는 면포를 사용한다는 것이다.

크기와 모양

원통형 또는 콘 타입으로 지름직경과 길이는 다양하며 귀에 꽂는 이어캔들 끝 부분이 평평하기도 하며 가늘기도 하다. 이어캔들의 끝이 가는 경우 귓속 깊숙이 삽입되어 고막에 위험할 수도 있어 혹자는 이어캔들 끝이 평평한 것을 추천하기도 한다. 이어캔들 솔기가 나선형으로 말린 것도 있고, 바이오썬의 이어캔들처럼 수직으로 반듯한 것도 있다. 이어캔들의 크기와 모양에 따라 사용자는 이어캔들이 편안할 수도 있고 그렇지 않을 수도 있다. 이어캔들의 크기는 이어캔들 시술시간을 의미하기도 한다. 이런 점을 고려하여 편안함을 가져다줄 수 있는 모양과 길이를 선택하는 것이 좋다.

구성성분

단순히 면 또는 대마 직물에 밀랍을 입힌 이어캔들도 있으나, 그 외의 이어캔들은 꿀이나 허브와 같은 성분을 우려 넣어 유효성을 가미시킨다. 이어캔들에서 선택되는 허브들은 대체적으로 이비인후에 도움을 주고 면역기능을 강화시킬 수 있는 종류들이 선택된다. 함유된 성분과 밀랍의 질에 따라 이어캔들의 색상에 영향을 준다.

안전성

'CE' 마크가 있는 제품들은 93/42/EEC 의료용품 기준에 의거하여 의료용품으로 인증받았다는 것을 의미하며, 품질과 안전성에 있어 엄격한 시험을 통과한 것들이다. 필터와 같은 장치는 귓속으로 뜨거운 밀랍이 흘러내린다거나 다른 성분이 들어가는 것을 예방해주기 위해 고안되었다. 간혹 저품질 이어캔들의 경우 필터가 고정되지 않아 시술하는 동안 움직이는 경우가 발생할 수 있으며, 이어캔들의 치료 효과라고 볼 수 있는 굴뚝효과(썩션효과)와 진동 파장의 전달과 같은 효과를 방해할 수도 있다. 바로 이런 점에서 표준 테스트를 통과한 제품을 선택해 사용하는 것이 좋다.

이어캔들에는 필터가 장착된 지점 위까지만 태우라는 경계선 마크가 있다. 이어캔들을 경계선까지만 태웠을 때 안전하며 기분 좋은 편안함을 누릴 수 있다. 제조사별로 안전하게 시술할 수 있는 설명서가 들어 있으므로 설명서 지시에 따르도록 한다.

캔들의 변형을 막기 위해서 건조하고 서늘한 곳에 보관해야 하며, 캔들 내에 함유된 에센셜 오일 향과 다른 허브 향 등이 휘발되지 않도록 밀폐용 지퍼백에 보관하는 것이 좋다.

이어캔들의 종류

호피 이어캔들

가장 대중적인 이어캔들은 30년 전통의 바이오썬 사의 원통형(Cylindrical) 캔들이다. 길이 22cm, 직경 8mm, 연소시간은 약 10 ~ 12분 정도 걸린다. 구성성분은 면과 정제된 순수한 밀랍, 꿀 추출물, 세이지, 세인트 존즈 워트, 캐모마일과 같은 전통적인 허브 등이 함유되어 있다. 이런 구성성분을 갖고 있는 이어캔들을 호피 부족의 이름을 따라 오리지널 호피 이어캔들이라고 부른다.

바이오썬사 이어캔들은 안전선까지 태우라는 경계선 표시가 그어져 있다. 외이도에 꽂는 이어캔들 끝 부분이 평평하여 외이도 깊숙이 들어가지 않는다는 장점이 있으며, 솔기 모양이 곧은 수직이다. 바이오썬 이어캔들은 93/42/EEC 의료용품 조건에 따르는 의료용품에 등록되어 있으며 독립기관에 의해 정기적으로 테스트 관리를 받고 있다.

이어콘

콘 형태의 이어캔들 종류들도 다양하다. 콘 타입 이어캔들 중 선두주자는 오토산으로 불리는 이탈리아산 이어콘이다. 오토산 이어콘은 93/42/EEC 규정에 적합한 안전성과 품질을 인정받았다. 전통 호피 이어캔들에 비해 오토산 이어콘은 길이가 짧고 직경은 위에서 끝으로 내려가면서 좁아지는 형

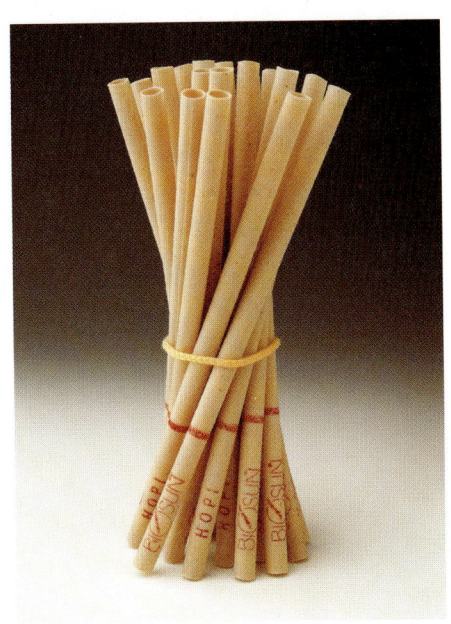

호피이어캔들

태이다. 호피 이어캔들과 달리 필터 대신 밸브를 장착해 상승하는 공기의 움직임을 저해하지 않으면서 이어캔들 성분이 귀 안으로 떨어지는 것을 방지한다. 경계선까지의 연소 시간이 5 ~ 7분 정도로 짧아 아이들이나 이어캔들 시술시간이 짧은 것을 희망하는 개인에게 적당하다.

일반 이어캔들

천연 이어캔들로서 시장에 나와 있는 가장 기본적인 이어캔들은 면, 아마 혼방 또는 대마 직물에 밀랍으로 만든 것으로 그 외 다른 성분은 함유하고 있지 않다. 대부분의 제조사들은 에센셜 오일과 허브 등을 함유하는 편이다. 이들 대부분은 캐나다, 미국, 중국에서 제조된 것들인데, 특히 중국에서 제조된 이어캔들의 경우 예쁘게 염색된 직물에 밀랍을 입히고 아로마 향을 가미시킨 제품들이 대량으로 생산되고 있다.

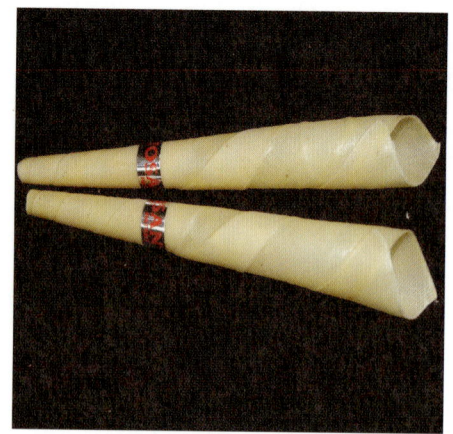

콘 형태의 오토산 이어캔들

● 우수한 이어캔들을 고르는 선택기준

1. 안전과 함께 이어캔들을 편안하게 즐길 수 있는 크기와 모양인가?
2. 함유된 구성성분이 천연 유기농 면 또는 대마, 아마와 같은 직물인가? 이어캔들에 불을 붙여 타는 부위가 표백이나 또는 염색 가공처리가 되었는가? 이어캔들이 연소하는 동안 독성물질 발생을 최소화하기 위해서 유기농 면포에는 어떠한 표백이나 염색가공처리를 하지 않은 순수 직물을 사용해야 한다.
3. 순수한 밀랍을 사용하였는가 아니면 석유계에서 추출한 파라핀 왁스를 사용하였는가? 만일 이어캔들이 타는 동안 검은 그을음이 올라온다면 순수 밀랍 대신 석유화학계 파라핀을 사용한 경우라 볼 수 있다. 파라핀이 연소되면 독성물질이 발생되며, 이 성분은 발암물질로 볼 수 있기에 이어캔들 구매시 이 부분을 정확히 알아야 한다.
4. 고객의 안전을 보호하기 위한 안전 필터가 장착되어 있는가? 안전 필터가 정착되어 있다 할지라도 독립기관으로부터 이어캔들 구성성분과 시술상에 안전하다는 시험을 통과했는지 여부와 이를 입증하는 인증마크가 있어야 한다.
5. 불꽃의 크기가 적당한가? 간혹 불꽃의 크기가 너무 클 경우 시술하는 동안 고객과 함께 시술자가 과도한 불과 열에 노출되어 안전사고가 날 수 있으며, 간혹 천장에 부착된 화재경보 센서에 영향을 줄 수 있다.
6. 이어캔들 시술 이후 허브재라고 부르는 응축물 양이 적당한가?
7. 이어캔들 제조자 번호를 조회할 수 있는 Batch Number가 있는 제품인가를 확인한다.

이어캔들테라피(Ohrkerzen Therapie)

글 : 금숙 아담스(독일 대체의학의사)

이어캔들을 처음 접했던 것은 10년 전 어느 박람회였다. 촛불처럼 보이는 것을 귀에 꽂고 누워 있는 사람을 본 것이 그것이다. 당사자는 촛불이 타면서 나는 '타닥타닥' 소리를 들으며 평화롭게 잠들어 있었다. 정말 말로 형언할 수 없는 신비한 광경이었다. 나도 꼭 한번 경험해 보았으면 하는 생각에 발을 떼지 못하고 그 자리에 서 있는데, 다행히 나의 차례가 되어 처음으로 이어캔들이라는 것을 할 수 있었다.

불이 타기 시작하면서 따뜻하고 아늑한 감각이 온몸으로 퍼졌다. 촛불이 타면서 나는 '풀석풀석', '타닥타닥' 하는 소리에 온몸의 긴장이 빠지며 노곤해졌고, 호흡이 깊어지면서 아무런 소리도 들리지 않게 되었다. 짧은 순간 아주 깊은 잠에 빠졌다. '아하! 이렇게 함으로써 신체의 긴장을 풀어주고 생기를 불러일으키는구나' 라고 깨달았다. 그리고 이것이야 말로 내가 오랫동안 찾아왔던 부작용 없는 자가치유의 한 방법이었다.

이어캔들은 면역력을 강화시켜 잔병에 쉽게 걸리지 않도록 하여 건강한 삶을 유지할 수 있도록 돕는다. 특히 남녀노소 구분 없이 건강한 사람이든 건강하지 않은 사람이든 누구나 사용하여 피로를 회복할 수 있는 방법으로 추천할 수 있다.

이어캔들을 접한 지 10년이 흐른 지금 여러 가지 많은 변화가 생겼다. 이제 국제적인 치료법으로 인정받게 되었고, 많은 사람들의 연구를 통해 치료 전과 치료 후에 대한 과학적 비교를 할 수 있는 방법들이 개발되었다. 더군다나 아로마 오일 마사지를 병행하게 되면서 귀를 통한 건강 진단, 이침요법, 발마사지 등과 같은 다양한 자연요법을 연계하여 치료에 접목할 수 있는 방법들이 생겼다. 영국을 비롯하여 독일 등 유럽에서 이어캔들테라피에 대한 책이 계속 발간 중이며, 앞으로도 끊임없이 많은 사람들이 이어캔들의 효과에 대해서 연구하리라고 믿는다. 다음은 내가 경험한 이어캔들 테라피에 대한 임상이다.

테라피에 들어가기 전 환자의 귀를 진단해본다. 우리 귀에는 몸에서 흐르는 경락과 똑같은 경락이 흐르고 있으며, 귀를 통해 그 사람의 어느 곳에 문제가 있는지를 알 수 있다. 특히 흉추, 요추의 반응점들을 잘 만져주면 긴장감을 풀어줄 뿐만 아니라 혈액순환이 좋아져서 통증이완을 느끼게 된다. 귀 마사지 후 몸을 측면으로 눕게 하고 이어캔들을 적용한다.

이어캔들이 깨끗이 잘 타고 소리 없이 안정되게 타들어가면 귀에 별 이상이 없다고 판단할 수 있다. 그러나 만일 '치익치익' 소리를 내면서 연기가 심하게 발생한다면 귓속에 코와 연결된 길이 막혀 있는 상태라고 볼 수 있다. 이런 사람들에게 좀더 자주 이어캔들을 시술했더니 귀와 코, 목과 연결된 통로가 열리고 시원한 감각이 느껴졌으며 머리가 산뜻해졌다고 말했다.

 이어캔들 시술 후 공통적으로 말하기를 몸의 피로가 확 풀리며 마치 며칠간 푹 쉰 것처럼 상쾌했으며, 우울증이 감소되고 일에 다시 집중할 수 있었다고 한다. 또한 머리가 어지럽고 아픈 사람에게도 약물 없이 이어캔들을 사용하여 좋은 결과를 얻을 수 있었다. 이런 점에서 이어캔들은 두통과 스트레스 해소에 즉각적이며 또한 효과적인 테라피라고 생각한다.

내가 이어캔들을 좋아하는 가장 큰 이유는 치료를 하는 사람 역시도 이어캔들을 잡고 있는 약 30분 동안 캔들에 켜진 불을 보면서 명상을 할 수 있다는 점이며, 명상을 통해 머리가 명료해지고 마음이 편안해진다는 것이다. 따라서 이어캔들은 이어캔들을 적용하는 치료자나 받는 피시술자 모두에게 유익한 테라피라고 할 수 있을 것이다.

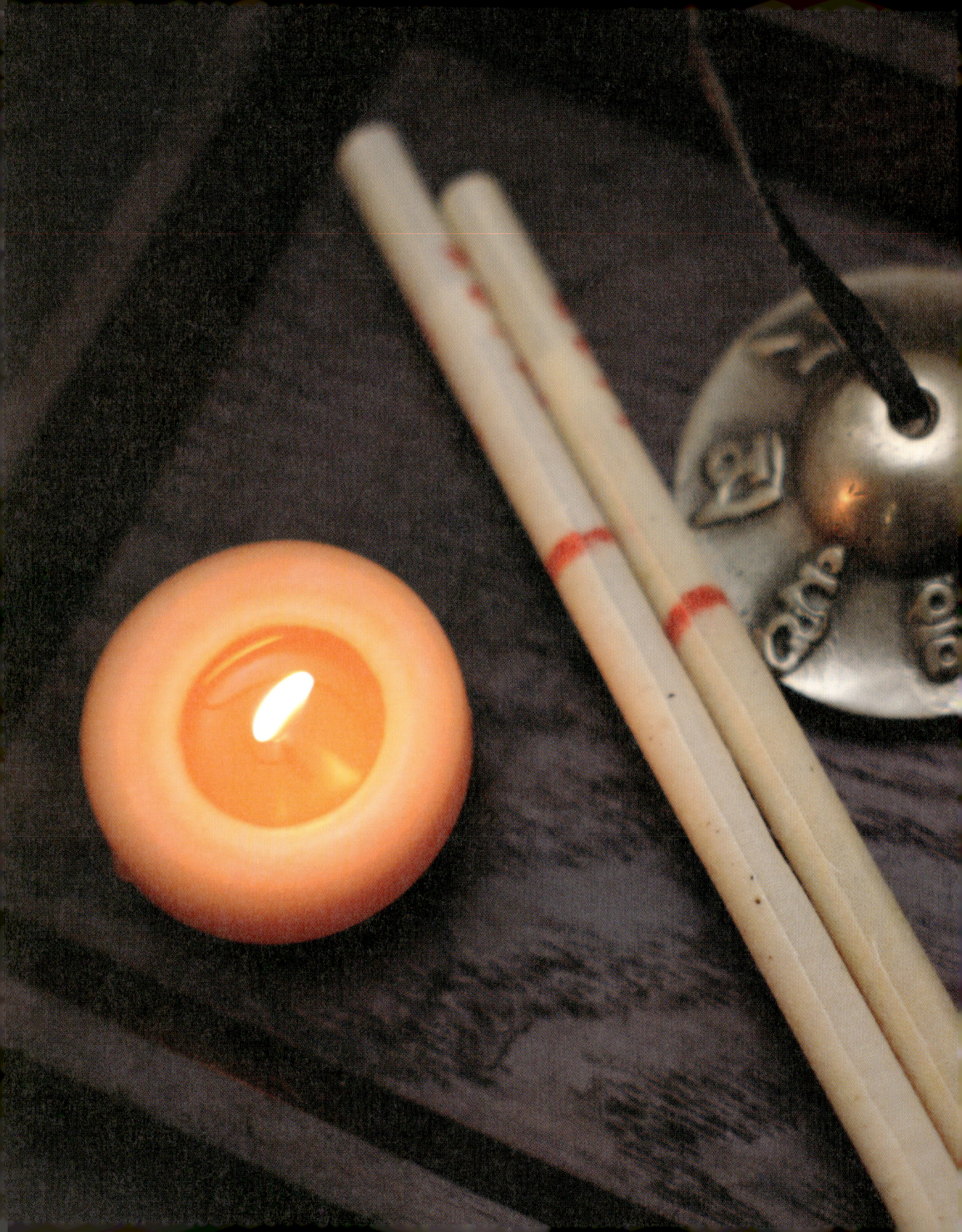

PART 2

이어캔들의 효과

현대 과학자들은 고대인들이 알아낸 이어캔들의 치유효과를 과학적으로 증명해내고 있다. 이어캔들은 신체적, 정서적, 신경생리학적, 그리고 미묘한 에너지 파동 측면에서 우수한 효과를 나타낸다.

이어캔들의 작용원리

이어캔들의 임상데이터

이어캔들의 효과

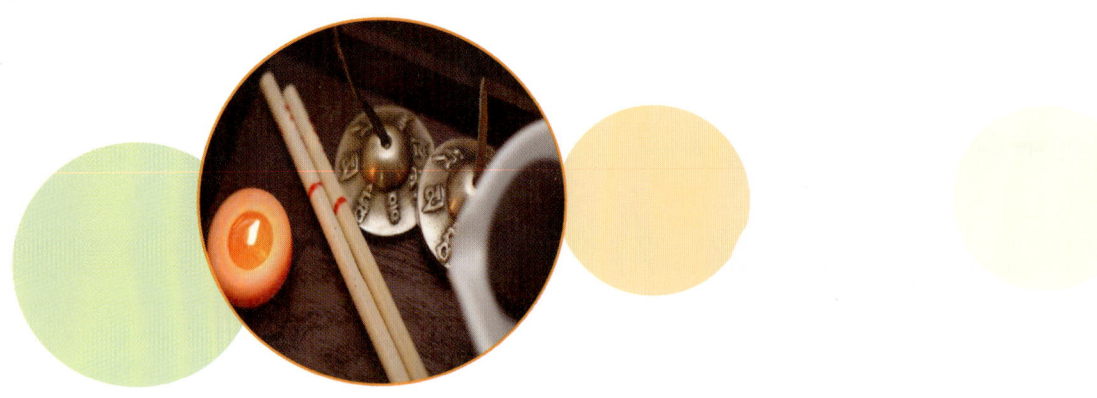

이어캔들의 작용원리

많은 사람들이 이어캔들과 시술하는 모습을 보고 과연 무슨 효과가 있을지 의아해 한다. 그러나 역사적으로 볼 때 이어캔들은 많은 문화권에서 사용되었다는 사실을 찾아볼 수 있는데, 이 사실은 오늘날에도 이어캔들이 우수한 치료요법이 될 수 있다는 것을 말해준다. 현대 과학자들은 고대인들이 알아낸 이어캔들의 치유효과를 과학적으로 증명해내고 있다. 이어캔들은 신체적, 정서적, 신경생리학적, 그리고 미묘한 에너지 파동 측면에서 우수한 효과를 나타낸다.

물리적 작용

부드러운 마사지와 빨아올리기 효과

이어캔들의 중앙은 텅 빈 관 또는 텅 빈 콘 형태로 그 내부에 공기 기둥을 만든다. 윗쪽에 불을 붙였을 때 캔들 내의 올라오는 공기가 데워진다. 캔들이 아래로 타 내려가면서 이어캔들 중앙에 올라오는 공기 기둥이 계속적으로 데워지게 되고, 데워진 공기 기둥은 부드럽게 빨아올리는 작용을 일으켜 고막을 마사지해주는 효과를 갖는다.

이어캔들이 타는 동안 밀랍과 다른 성분들이 함께 증발되며, 이 성분들의 일부는 캔들 내의 공기를 무겁게 하여 나선형으로 하강하게 된다. 이어캔들의 함유성분들이 연소되면서 발생되는 부드러운 소리 파동 역시 고막을 마사지하는 효과를 낸다. 고막의 아주 미약한 움직임은 중이와

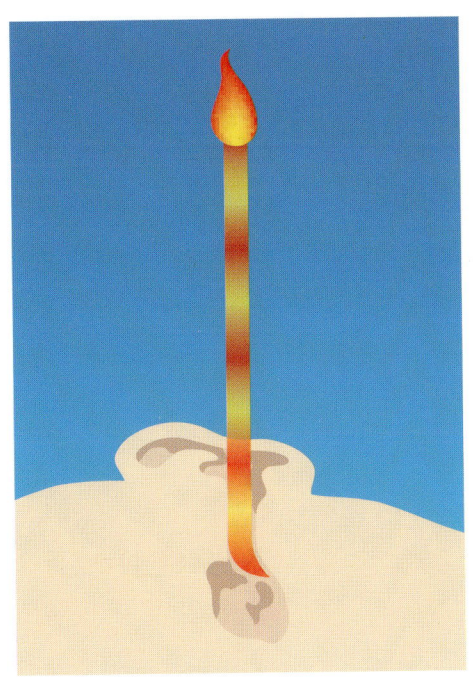

이어캔들을 외이도에 꽂은 단면도

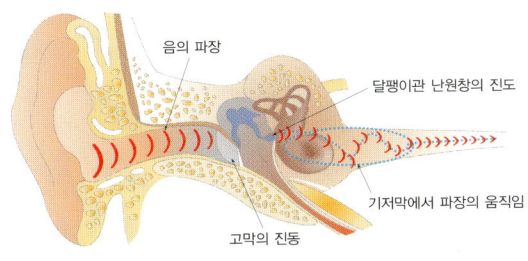

귀의 단면도

내이 쪽으로 진행되기에 귀의 모든 구조는 부드러운 마사지를 받게 된다. 귀와 코, 부비강, 목은 다 연결되어 있기에 상부 호흡기 전체뿐만 아니라 귀 내부의 압력 조절 및 균형을 가져온다. 사용자들은 공동 부위들의 염증이나 충혈 등이 깨끗해져 귀와 머리 부위에 진정과 함께 가벼워지는 느낌을 받는다고 말한다. 이와 함께 코로 숨쉬기가 한층 편해지며 후각이 개선되는 것을 경험하게 된다.

건강한 고막은 증기가 외이에서 더 이상 안으로 들어가는 것을 막아주지만 아로마와 같은 몇몇 분자들은 점막을 통과해서 확산될 수 있다. 시술 받는 사람은 진공 상태가 아니므로 성분들이 지글지글 타는 소리를 들을 수가 있다.

빨아올리기 효과가 아주 부드러워 귀지나 기타의 것들이 귀 밖으로 끌려 올라오는 일은 없다. 2004년도 바이오썬사의 호피 오리지널 이어캔들 실험에서 이어캔들을 태우고 남은 파우더와 왁스를 광학현미경을 이용한 검사를 비롯하여 적외선 분광기를 이용한 성분을 분석했다. 그 결과 이어캔들의 남은 파우더 잔재에는 어떤 귀지나, 피부조각, 털을 찾아볼 수가 없었으며, 다만 밀랍이 주성분이라는 사실을 알게 되었다.

이어캔들 시술 후 이어캔들 속을 보았을 때 이어캔들에는 잔여물이 항상 필터 아래가 아닌 그 위에 있는 것을 분명히 볼 수 있다. 또한 귀에 넣지 않고 이어캔들을 태운 후 열어 보았을 때에도 동일한 잔여물을 발견할 수 있다. 비록 정통 전문의나 혹은 실험 연구가에 의해 과학적으로 증명된 것은 아니지만 저자를 포함한 많은 테라피스트들의 경험상으로 필터 위로 나타나는 잔여물의 양(많고 적음)은 귀나 귀와 연관된 조직의 건강상태를 반영한다고 생각한다.

단단하게 굳은 귀지와 같은 문제를 갖고 있을 경우 증기가 순환할 수 있는 공간은 감소되며, 귀와 연관된 구조의 문제들은 이어캔들 성분의 완전 연소를 방해한다. 증상이 심각할수록 잔여물이 더 많이 발생한다. 바이오썬의 과학자문위원회에서 발표한 보고에 따르면 연소 과정 중에 발생된 이관 내 공기압의 물리적 변형이 고막에 압력효과를 주며 부비강 내의 분비를 촉진시킨다고 보고했다.

열

이어캔들을 시술하는 동안 외이도 내의 온도가 상승되면서 귀 전체에 영향을 주고 인접한 코와 부비강에도 열이 전달된다. 충혈로 인하여 부비강염 또는 비염과 같은 증상을 보이는 부위의 온도 변화는 압력과 팽창에도 변화를 끼쳐 염증 감소와 정화 효과를 기대할 수 있다. 이에 대한 반응으로 이어캔들 시술을 받는 사람들이 흔히 목 아래로 간지럽다고 느낀다. 이를 뒷받침해줄 수 있는 이론이라면 샤를의 법칙을 예로 들을 수 있다. 샤를의 법칙에 따르면 온도가 높아지면 기체 분자의 운동이 활발해져서 용기의 벽에 힘을 가하게 되어 부피가 커진다.

이어캔들 내의 증기가 약간은 따뜻해질 수는 있어도 어떤 경우에 있어서도 이어캔들 바닥이 뜨거워지는 일은 없다. 캔들 내에 가득찬 증기의 더운 온도는 이어캔들을 귀에서 제거한 후 불을 끄는 순간 사라진다. 또한 이어캔들을 귀에 지지해주는 테라피스트의 손에 의해서 열이 발생하기도 한다. 이명 치료에 바이오썬 이어캔들을 규칙적으로 사용한 독일 자연치료 의사에 의하면 국부적으로 적용된 열기는 혈관신생(新生)을 촉진하고 면역계를 고무시키며 림프순환을 강화시킨다. 증기의 수화작용과 함께 열기는 단단하게 굳은 귀지를 부드럽게 하고 느슨하게 하여 시술 후 48시간 내에 배출을 돕는다. 샤워나 사우나와 같이 귀가 외부적으로 따뜻해질 때 자연스럽게 귀지가 배출된다. 간혹 귀지의 움직임이 일시적으로 청각을 약화시킬 수 있겠으나 시간이 지남에 따라 개선된다.

이어캔들은 불꽃이 귀에 가까워질수록 열 방출이 증가된다. 이어캔들에 그어져 있는 표시 선은 귀에서 이어캔들을 제거해야 하는 순간을 알려준다. 표시선의 위치는 엄격한 테스트를 통해서 이어캔들 체험자의 편안함과 안전을 보장할 수 있는 지점에 표시한다. 회사마다 그 표시선 위로 1cm까지 태우라는 지시 등이 있다. 이를 참고하여 이어캔들을 시술해주면 보다 쾌적하게 이어캔들을 즐길 수 있다.

시술자의 손길
이어캔들은 정적인 테라피로서 시술자의 손길을 아주 예민하게 느낄 수 있다. 거울을 보면서 혼자 하는 경우도 있겠지만 만일 그렇게 했다면 이어캔들의 아주 일부 효과만을 경험하게 되는 것이다. 이어캔들을 받는 동안 충분한 이완을 즐기며 이어캔들에 집중하면서 의식과 무의식의 경계선에서 깊은 휴식을 취할 수 없기 때문이다. 또한 터치는 그 자체만으로도 강력한 치유력을 갖는다.

아로마테라피의 작용
이어캔들이 타는 동안 아로마 성분은 휘발되며 후각신경을 자극하여 뇌에 신호를 보낸다. 비강 상부에는 5~6개 정도의 감각 섬모가 있는 약 천만 개의 후각세포가 자리하고 있다. 다른 신경세포는 손상되면 대체되지 않지만 후각세포는 매 30일 주기로 교체된다는 점에서 아주 독특하다. 이어캔들에서 발생된 향 분자는 비강 내로 들어가 후각기관에 흡수되고 여기에서 전기화학 형태로 뇌에 바로 전달된다

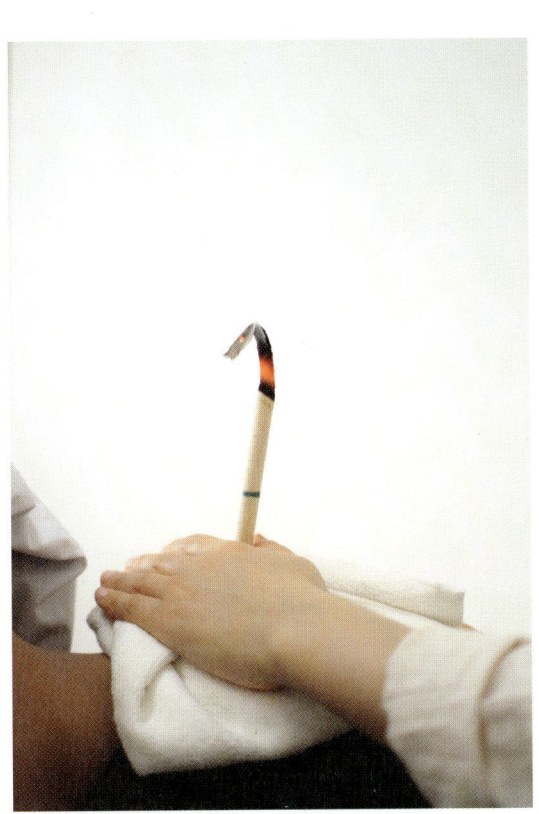

테라피스트의 따뜻한 손길이 이어캔들의 효과를 보다 따뜻하게 하고 이완시킨다.

아로마 흡입은 생리학적, 심리학적 효과를 나타낸다. 정서적인 이완과 스트레스 감소로 인하여 보다 건강한 정신상태 유지에 도움을 주며 동시에 혈압을 낮춰 뇌졸중 및 심장질환을 낮추는 데 도움을 주는 것으로 알려져 있다. 후각기관은 뇌의 가장 원시적인 부분인 변연계에 자극을 준다. 변연계는 정서, 욕망, 식욕, 기억과 연관된 구역으로 아로마가 얼마나 즉각적이며 심오한 효과를 갖고 있는지를 보여주는 부분이기도 하다.

상부 호흡계를 통해 들어온 아로마 입자들은 혈관을 통해 몸 전체 기관과 조직, 세포로 흡수되고, 인체는 바이러스 또는 박테리아 감염에 보다 더 잘 대항할 수 있도록 몸의 면역기능을 강화시켜준다.

아로마 오일은 식물에서 추출한 에센셜 오일로 합성향과 달리 살아 진동하는 에너지 파동으로 가득하다. 그 이유는 식물이 7가지 무지개 색상을 다 갖고 있는 태양광선에서 에너지를 얻기 때문에 컬러테라피와 같이 강한 파동을 갖고 있기 때문이거나 혹은 식물의 영혼이 담겨 있기 때문이라고 말하는 사람들이 있다. 파동의학이란 인체에 있는 미세한 생체 자기장을 측정하고 조절함으로써 병을 진단하고 치료하는 방법이다. 에센셜 오일은 우리 몸에 있는 특정 에너지 센터(차크라)와 교감해 에너지 센터에 자리한 세포의 파동 패턴을 지지해주고 자극하는 것으로도 알려져 있다.

신경생리학적 작용

이어캔들은 이완요법으로써 신경과민, 불안, 과다활동, 수면장애, 집중장애, 두통과 같은 수많은 스트레스 증상 완화에 사용되어 왔다. 이어캔들의 신체적 효과를 측정한다면 이어캔들이 발생하는 열과 압력의 변화로 측정이 가능하다. 그러나 수많은 환자가 인정하는 이어캔들의 이완효과는 어떻게 측정할 수 있을까?

이어캔들의 이완효과를 측정하기 위해 독일 닥터셀렌베르그 종합병원 부설연구소에서는 주임교수 주도하에 5개월간 15명의 여성환자를 대상으로 바이오썬 이어캔들 시술 전후의 뇌파를 검사하였다.

의학분야에서 정량화 뇌파(Quantitative EEG)와 이를 이미지로 나타낸 뇌 지도는 뇌의 활동 상태를 객관적으로 측정하는 방법이다. 사람의 기능 상태에 변화가 생기면 뇌파의 이미지, 즉

정량화 뇌파에도 변화를 보인다. 두개골 표면의 전압변화가 극히 미미함에도 최첨단 컴퓨터 측정방법에 의해 뇌파의 변화를 시각화할 수 있다.

뚜렷한 스트레스 증상을 보이는 15명의 여성 환자가 5달 동안 실험에 참여하였고, 환자들은 이어캔들이 타는 동안 모두 편안해지는 이완을 느꼈으며, 이어캔들 시술 전 있었던 스트레스가 사라졌다고 말했다. 이어캔들 사용 전과 직후 뇌파검사에서 환자들의 후두부에서 알파파가 현저히 증가되는 사실 또한 확인되었다.

알파파가 증가되면 행복 호르몬이라고 불리는 세라토닌이 증가된다. 세라토닌의 결핍으로 생기는 대표적인 질병으로는 우울증이 있으며 그 외로도 수면장애, 강박증, 야간식이증후군 등이 있다. 따라서 최근에 우울증을 비롯한 많은 신경정신과 질환에 처방되는 대부분의 약물이 세라토닌을 활성화하거나 뇌 속에 세라토닌이 더 오래 머물도록 하는 약들이다.

이 실험을 통해 이어캔들 시술로 증폭된 알파파에 따라서 개인의 행복을 증가시키는 신경생리학적인 기본 요인들이 증가된다는 것이 확인되었다. 또한 모든 환자의 피부 전기 전도성이 감소되면서 자율신경 긴장상태도 감소되었다. 즉, 심박수와 호흡주기 감소를 통해 감소된 자율신경 긴장상태가 환자들의 말초순환 촉진을 가져와 피부표면 온도를 증가시킨 것이다.

뇌파도(EEG)에 따른 뇌지도

또한 이어캔들 시술시 눈을 뜨고 했을 때보다 눈을 감고 했을 때 더 많은 알파파가 증가되었다. 조용한 환경에서 눈을 감고 이어캔들에만 주의를 했을 때 최고의 효과를 누릴 수 있다는 것을 보여주는 예일 것이다.

차크라란 무엇인가

인간의 신체에는 오로라라고 부르는 섬세한 에너지의 영역이 공존하며, 이 섬세한 에너지는 신체에 흡수되고 육체 주위를 감싸고 있다. 오로라는 중국에서는 'chi', 일본에서는 'ki', 인도에서는 'prana'라고 불린다. 서구에서는 생명의 힘으로 알려져 있으며 모든 살아 있는 생명체를 유지시켜 주는 우주적인 에너지라고 말할 수 있다. 서양 기독교에서는 이 에너지를 주로 성자나 천사를 묘사할 때 머리 정수리 주위를 둘러싼 후광으로 보여준다. 오로라의 크기는 개인에 따라 그 발달 정도에 차이가 있으며 발달 정도가 높을수록 더 큰 오로라를 나타낸다.

오로라 내에는 차크라라는 7가지 주요 에너지 센터가 있다. 차크라는 산스크리트어로 '빛의 바퀴'라는 뜻이다. 차크라는 전통적으로 소용돌이 치는 에너지로 간주된다. 척추 기저층에서 정수리에 이르는 다양한 단계에 위치해 있으며 육체와 주변 오로라를 관통한다. 각 차크라는 특정 오로라층을 형성한다. 2차적 차크라는 손바닥과 발 바닥에 위치해 있다. 차크라는 에너지와 생명이 인체에 흐르는 출입문이며 이를 통해 육체는 오로라와 소통을 하게 된다. 고대에는 차크라에 대한 지식이 삶에 있어서 중요한 부분이었으며, 이 지식은 고대 문헌을 통하여 지금에까지 이르고 있다. 또한 차크라는 각각 다른 주파수로 진동하게 된다.

베이스 차크라는 보다 낮고 느린 주파수이며, 가장 높게 위치한 크라운 차크라는 가장 빠르고 높은 주파수이다. 이상적인 차크라는 조화를 이루며 나선형으로 안전하게 그려지지만 특정한 스트레스를 받거나 감성적 상태에 따라서 열리거나 닫힌다. 차크라가 조화를 이루었을 때에는 편안함과 생명력을 경험하게 된다. 반대로 차크라가 닫히거나 지나치게 열려 있는 경우에는 좋지 않은 느낌을 받거나 혹은 신체적이나 감성적으로 불편함을 느끼게 된다.

〈Ear Candling in Essence〉라는 책에서 소개된 임상의 경우 이어캔들은 오로라에 즉각적인 반응을 나타낸다. 물론 개개인의 오로라 반응은 그 개인의 약한 기운이 어디에 있느냐에 따라 다양하게 나타난다. 베이스 차크라 에너지는 경락의 기의 흐름을 상승시키면서 차크라 시스템

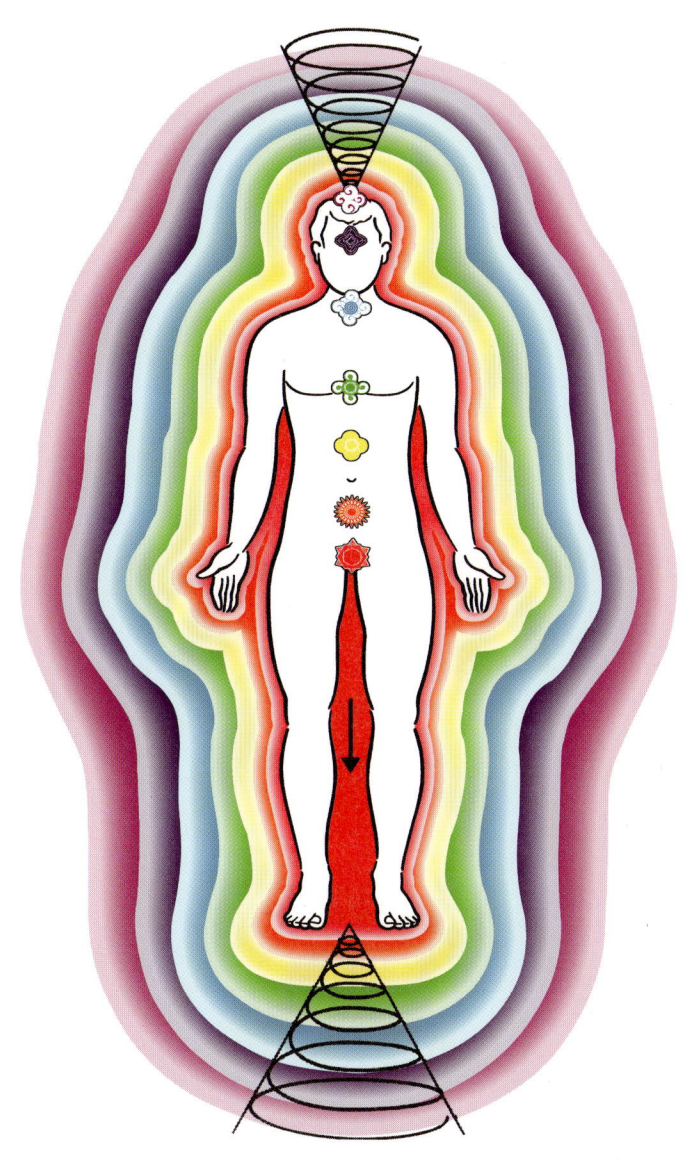

차크라와 오로라

을 이용하여 크라운 차크라로 에너지를 보내는 방식으로 이어캔들에 반응한다. 이런 에너지 운동의 결과로 인하여 차크라는 보다 '진정' 되고 '활성화' 된다는 것이다. 이어캔들을 시술받는 동안 분노, 상처, 화와 같은 부정적 감정과 연관된 정체된 에너지의 정화와 분출을 가져오며, 이런 에너지 변화는 뇌하수체, 송과선, 시상하부, 흉선과 같은 분비선뿐만 아니라 간과 신장, 심장, 비장, 담낭, 목과 같은 신체 부분에 특정 작용을 보이는 것으로 나타났다.

베이스 차크라

기저 혹은 근원 차크라로 알려져 있으며 신체의 가장 밑에서부터 시작하며, '지지' 혹은 '근원'을 의미한다. 우리들의 기본적인 생존과 연결되어 있다.

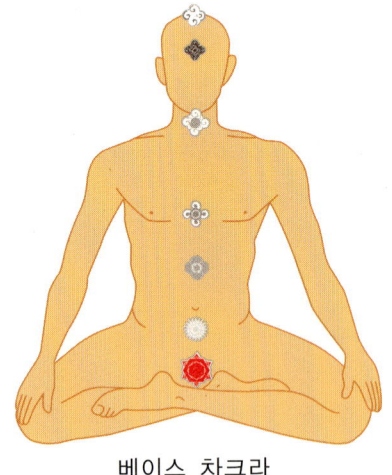

베이스 차크라

- 신체부위 : 엉덩이, 다리, 허리 밑, 생식기(남성)
- 차크라가 막혔을 때 나타나는 신체적 장애 : 허리 밑 통증, 요통, 정맥류, 직장종양, 우울증, 면역장애
- 정신적·정서적 이슈 : 생존, 자기존중, 사회질서, 안전, 가족
- 바이오썬 이어캔들 : No 10 파츌리-버가못
- 베이스 차크라와 공명하는 색상 : 붉은색
- 베이스 차크라를 북돋우는 음악 : 드럼과 같은 깊은 비트가 있는 음악이나 라틴음악

천골 차크라

우리의 생식기관의 정확한 기능유지와 관련된다. 성적 에너지이기도 하다. 이 차크라는 생식기와 배꼽 사이에 위치하며 우리들로 하여금 살아 있다는 느낌과 존재감을 느끼게 한다.

- 신체부위 : 생식기(여성), 신장, 방광, 대장

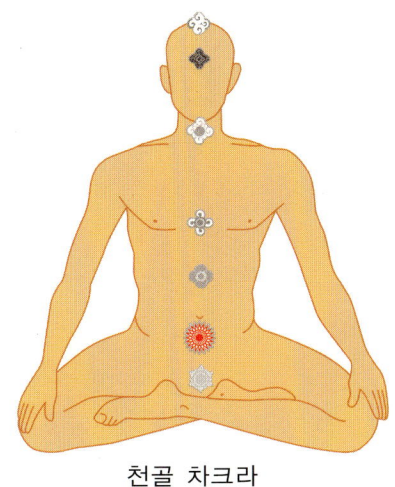

천골 차크라

- 차크라가 막혔을 때 나타나는 신체적 장애 : 허리 밑 통증, 요통, 부인과질환, 골반문제, 리비도, 방광염, 신장질환, 변비
- 정신적·정서적 이슈 : 비난, 죄의식, 돈, 섹스, 힘, 조정, 창조력, 도덕
- 바이오썬 이어캔들 : No 9 샌달우드-클로브
- 천골 차크라와 공명하는 색상 : 오렌지색
- 천골 차크라를 북돋우는 음악 : 빠르고 경쾌한 음악

태양신경총 차크라

태양신경총은 우리의 존재 위치, 사람들과의 관계와 관련된다. 우리 자신을 존경하며 개인적인 존재로 중심에 머물고, 우리 자신의 고유한 정체성을 갖고 싶어 하는 감정과 연관이 있다.

- 신체부위 : 위, 간, 담낭, 췌장, 소장
- 차크라가 막혔을 때 나타나는 신체적 장애 : 위궤양, 장종양, 당뇨병, 췌장염, 소화불량, 식욕감퇴, 간염, 간경화, 아드레날린 불균형, 관절염
- 정신적·정서적 이슈 : 자존, 거부에 대한 공포, 비난에 대한 과민, 자기 이미지에 대한 공포, 우유부단, 비밀누설에 대한 공포
- 바이오썬 이어캔들 : No 2 만다린-로즈우드, No 3 오렌지-레몬
- 태양신경총 차크라와 공명하는 색상 : 노란색
- 태양신경총 차크라를 북돋우는 음악 : 차임 또는 관악기 소리에 의한 정신을 유쾌하게 하는 음악

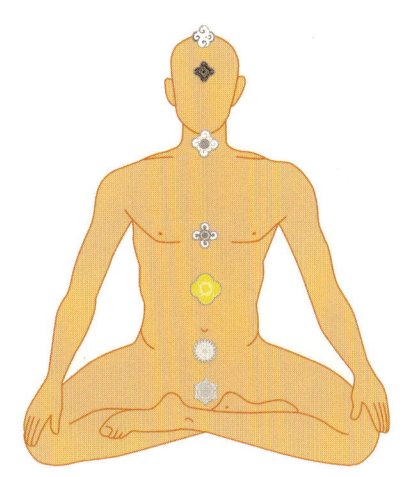

태양신경총 차크라

심장 차크라

용서와 자비와 관련되는 차크라이며, 자신과 타인에 대한 조건 없는 사랑을 통한 진정한 자기 수용을 이루는 데 필요한 차크라이다.

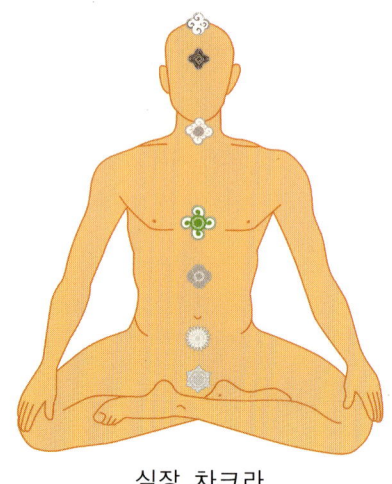

심장 차크라

- **신체부위** : 심장, 폐, 순환계, 어깨, 등 상부
- **차크라가 막혔을 때 나타나는 신체적 장애** : 심장질환, 천식, 폐와 유방암, 흉추, 폐렴, 등덜미 결림, 어깨 문제
- **정신적·정서적 이슈** : 사랑, 동정, 확신, 영감, 희망, 절망, 증오, 질투, 공포, 시기, 분노, 관대
- **바이오썬 이어캔들** : No 6 라벤더-로즈메리, No 7 캐모마일-밤, No 8 일랑일랑-제라늄
- **심장 차크라와 공명하는 색상** : 녹색
- **심장 차크라를 북돋우는 음악** : 자연의 소리가 담긴 음악

목 차크라

목 차크라는 상위의 차크라의 시작이며, 커뮤니케이션을 통한 자기표현과 연결된다. 균형 잡힌 목 차크라의 유지는 우리로 하여금 자신 있게 진실을 말하게 함으로써 우리 자신을 경외하도록 도와주며 편안하게 의사소통을 하도록 한다.

- **신체부위** : 인후, 목덜미, 치아, 귀, 갑상선
- **차크라가 막혔을 때 나타나는 신체적 장애** : 목병, 입 궤양, 척추 측만, 분비선 팽창, 갑상선 장애, 후두염, 목소리 문제, 잇몸 또는 치아 문제, 악관절증(TMJ)

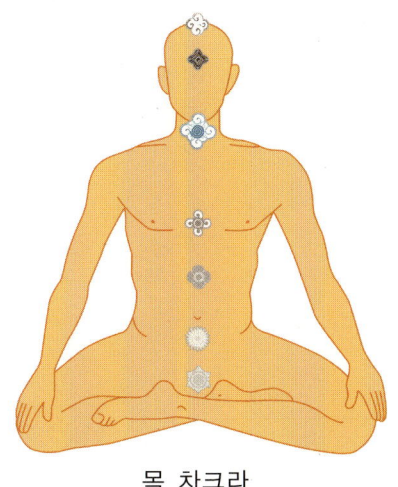

- 정신적·정서적 이슈 : 자기 표현, 창조성, 중독, 비평, 신뢰, 결정, 의지, 권위 부족
- 바이오썬 이어캔들 : No 5 페퍼민트-레몬그라스
- 목 차크라와 공명하는 색상 : 파란색
- 목 차크라를 북돋우는 음악 : 메아리 또는 파도소리와 같은 반복적인 음악

목 차크라

제3의 눈 차크라

제3의 눈 차크라는 우리의 직감 및 발달 정도와 관련된다. 우리의 신체적 눈은 삶에 있어서 물질적인 요소들을 감지하는 하나의 수단인 반면 양 눈썹 중간에 위치한 '제3의 눈'은 모든 사물을 이해하고 볼 수 있는 잠재력을 준다.

- 신체부위 : 눈, 얼굴, 뇌, 림프계, 내분비
- 차크라가 막혔을 때 나타나는 신체적 장애 : 뇌종양, 뇌졸중, 시각장애, 청각장애, 발작, 학습장애, 척추장애, 공항증, 우울증
- 정신적·정서적 이슈 : 진실에 대한 공포, 수양, 판단, 평가, 정서적 지성, 실제론, 혼돈
- 바이오썬 이어캔들 : No 4 유칼립투스-파인
- 제3의 눈 차크라와 공명하는 색상 : 남색
- 제3의 눈 차크라를 북돋우는 음악 : 모차르트나 바흐와 같은 클래식 음악

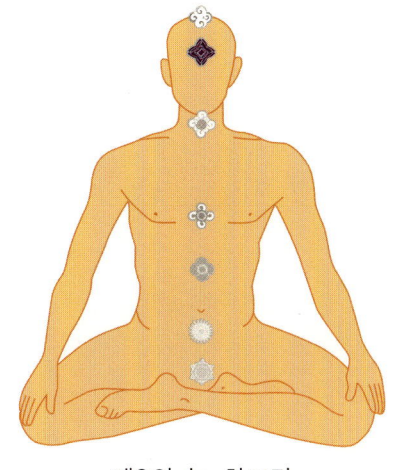

제3의 눈 차크라

크라운 차크라

크라운 차크라는 수천 개의 연꽃 잎으로 자기실현과 영적인 계발과 삶에 있어서의 열쇠에 해당된다. 크라운 차크라는 다른 차크라들을 개발시켜서 우리들을 궁극적인 목표에 도달하게 이끌어준다.

- 신체부위 : 정수리
- 차크라가 막혔을 때 나타나는 신체적 장애 : 신비적 우울증, 근·골격계 질환, 만성적 피로, 빛과 소리, 환경 등에 과민
- 정신적·정서적 이슈 : 신성 발견, 목표상실, 의미 또는 정체성 상실, 신뢰, 무욕, 인도주의, 헌신, 영감, 가치, 윤리
- 바이오썬 이어캔들 : No 1 유향–삼목향
- 크라운 차크라와 공명하는 색상 : 보라색
- 크라운 차크라를 북돋우는 음악 : 고요함

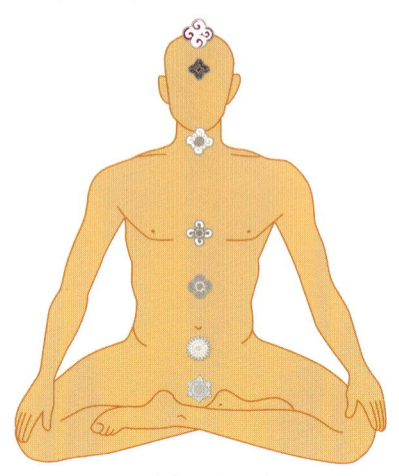

크라운 차크라

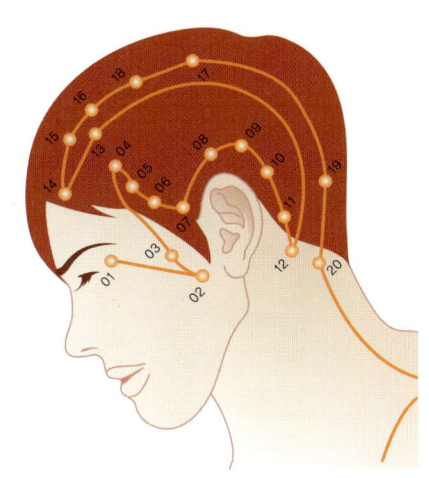

귀 주위로 흐르는 경락

차크라와 경락

차크라와 연관된 기관 사이의 에너지 통로로 알려져 있는 경락을 통해서 에너지는 육체를 통과해 흐른다. 중국 의학에서 바라본 건강의 열쇠는 몸 전체에 기를 전달하는 경락의 흐름의 균형이다. 침술사는 경락을 따라 흐르는 기의 흐름을 촉진하고 신체뿐만 아니라 정서적인 면에서 치료효과를 가져올 수 있는 경락의 특정 지점을 자극한다. 차크라와 경락에 대한 지식은 육체를 전인적으로 바라볼 수 있도록 돕는다. 귀에는 전신의 경혈점들이 마치 태아가 뒤집혀 있는 듯한 모양으로 있으며 12 경락의 출입구이기도 하다.

또한 동시에 중요 혈점과 반사구역에 자극을 주게 된다. 귀 주위에는 주요 경락이 지나가며 또한 많은 반사점을 가지고 있다.

이어캔들이 기(氣)에 미치는 작용

동종요법, 레이키, 타이치, 요가 등과 같은 치료 및 운동요법들은 기의 치료나 조화, 균형을 맞춰 치료 효과를 얻는다. 이어캔들은 간단한 시술만으로 이와 같은 효과를 얻을 수 있다. 기의 치료 효과를 보여줄 수 있는 방법으로는 키를리언 사진(kirlian photography)을 예로 들 수 있다. 키를리언 사진은 러시아 발명자인 셰먼 키를리언(Seymon Kirlian)의 이름에서 따온 것으로, 키를리언은 1930년대 최초로 살아 있는 생물의 전자기(electro-magnetic) 영역을 시각화할 수 있는 방법을 연구하였다. 이 키를리언 사진을 통해 이어캔들 시술 전후의 기(氣), 즉 에너지 영역의 변이를 확인할 수 있다. 특히 이어캔들 시술 후로 피시험자의 에너지가 증가한 것을 그대로 볼 수 있는데, 기(氣) 사진의 윤곽이 선명해지고 밀도가 높아지며, 이어캔들 시술 전 끊어졌던 기의 흐름이 이어지는 것으로 나타났다.

키를리언의 사진처럼 한국에서도 인체에 흐르는 미세한 전기 흐름을 측정하는 기술이 개발되었다. 한국인체과학연구소에서 개발된 오로라 컴은 마치 전자제품 부속들의 이상유무를 검사하는 기계의 원리와 비슷한 메커니즘으로 미세생체전류를 손을 통해 인체에 투사시킨 후 인체 각 장부와 전신 세포의 반응을 유추, 분석하는 과학 장비이다. 이 장비를 통해서 이어캔들 전후의 각 세포가 만들어낸 에너지 혹은 전기 흐름, 기 흐름의 변화를 확인할 수 있다. 아래 사진은 오로라 컴을 이용하여 이어캔들 시술 전후의 오로라 사진을 촬영한 것이다.

위 사진의 주인공은 필자의 이어캔들 교육에 참관생으로 참여했던 여고생이었다. 시술 전, 학생의 얼굴은 굳어 있었고, 스트레스와 정신적인 문제로 학교에 갈 수 없어서 어머니를 따라 이어캔들 교육에 참관생으로 참여한 경우였다. 이어캔들 시술 후 안색도 환해지고 마음도 홀가분해졌다고 말해 기억에 남는 학생 중 하나이다.

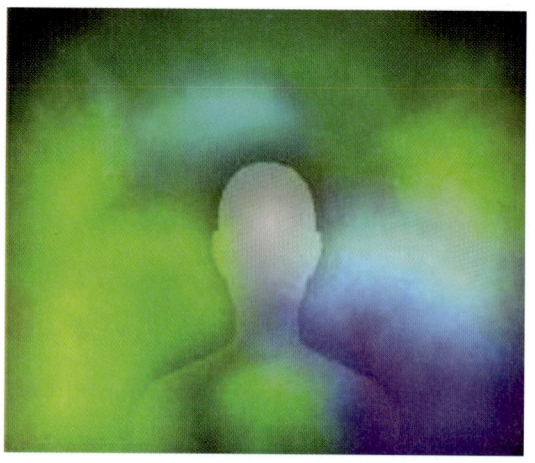

이어캔들 전 사진 : 오로라가 펼쳐질 때 흐름이 끊어지고 단절되는 것은 몸에 기혈순환이 원만하지 못할 때의 반응이다. 또한 짙은 녹색은 피로하고 매사에 짜증이 날 때 잘 나타나는 오로라 색이다.

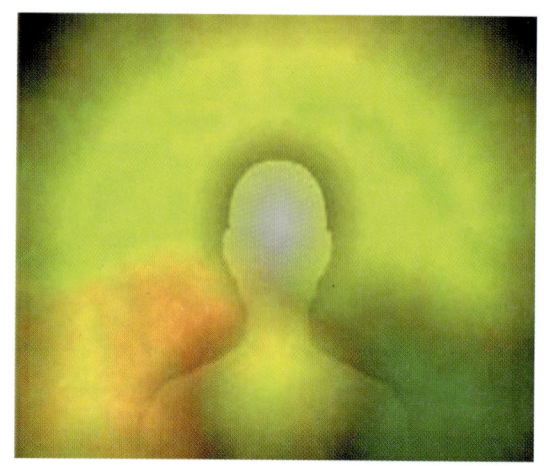

이어캔들 후 사진 : 시술 전에 비해 막혀 있던 에너지 흐름이 좋아졌으며, 매우 밝고 하나로 합쳐진 환한 오로라 색으로 바뀌었다. 밝은 황금색은 심신의 밸런스 상태가 최적일 때 주로 나타난다.

이어캔들의 임상 데이터

보완요법으로써 이어캔들은 어떤 질환도 치료를 목적으로 하고자 하지 않는다. 그러나 본 트리트먼트를 시행해본 테라피스트들은 이어캔들 시술이 고객에게 완전한 이완(Total Relaxation)을 가져다준다는 것에 모두 동의한다. 완전한 이완을 느낄 때 우리의 신체는 건강적인 측면에서 긍정적인 많은 결과를 낳는다. 부교감 신경계 자극을 통해 호흡과 심박동수가 줄고 대신에 소화계의 연동운동이 증가된다. 이런 이완 상태에서 치유적인 화학물질이 생산되어 스트레스 아래에서 생산된 해로운 화학물질들을 해독할 수 있다.

이어캔들은 긍정적인 효과를 나타내는 많은 일화들이 있으며, 앞으로 보완요법 치료사들이 이어캔들의 결과를 연구하면서 더 많은 실제 예들이 나올 것으로 기대한다. 전통적인 호피 이어캔들을 생산하는 바이오썬에서는 몇 가지 임상연구를 선구적으로 실행했다.

11개 시험센터에서 감기, 이명, 두통, 감기 합병증, 두통, 불면증, 근심과 같은 스트레스 증상이 있는 78명(남자 30명, 여자 48명)의 환자를 대상으로 바이오썬 이어캔들이 어떤 치유효과를 나타내는지를 관찰하였다. 증상, 연령, 치료기간, 이어캔들 시술 횟수는 모두 달랐지만 이어캔들을 시술받는 동안 환자들의 증상이 모두 감소되었다.

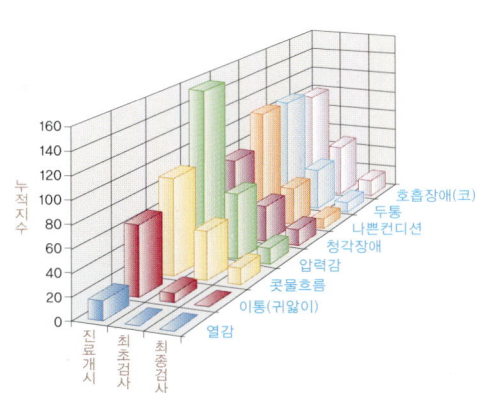

바이오썬 임상실험시 급성증상의 통증 경감도

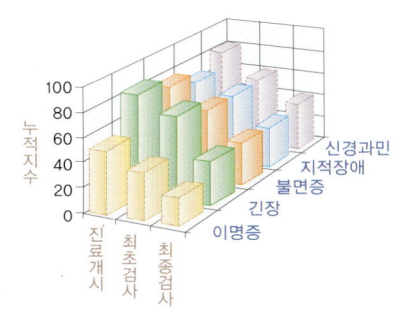

바이오썬 임상실험시 만성증상의 통증 경감도

1992년 밀란의 〈Center of Natural Medicine〉은 오토산 이어콘 사용에 대한 의사들의 테스트를 발표했다. 15명의 성인을 대상으로 한 실험에서 많은 귀지와 가려움증, 이명증을 호소하던 피실험자들의 증상이 이어캔들 시술 후 즉각적인 개선을 보였고, 귀지도 감소하였다. 귀앓이를 앓고 있되, 6시간 내에 진통제를 복용하지 않은 15명의 학생들을 대상으로 이어콘을 시술한 결과에서는 대부분의 학생이 시술 후 5분 이내에 통증 감소를 느낀 것으로 나타났다.

독일의 〈An hour in the doctor's surgery〉라는 프로그램에서 인터뷰를 한 Ulrike Lorbiezki 씨는 유행성 감기에 대한 보완요법으로 이어콘을 사용하고 있으며, 감기에 걸리면 귀에 염증이 잘 생기는 5살 된 아들에게 이어콘을 사용해 큰 효과를 보았다고 말했다. Klaus Krieg 동종요법사는 두통, 편두통, 부비동염, 신경통, 스트레스 등으로 인한 통증에 이어콘을 사용한 후 환자들의 증상이 눈에 띄게 개선되었다고 밝혔다.

이어캔들은 옷을 입은 상태에서 시술받을 수 있기 때문에 옷 벗는 것을 꺼리는 사람들에게 특히 호응을 얻는 테라피이며, 얼굴, 목, 귀 마사지까지도 함께 받을 수 있다.

이어캔들의 효과

감기

겨울철에 빈번히 나타나긴 하지만 감기는 연중 어느 때든 발생한다. 증상으로는 재채기, 콧물, 기침, 목이 아프기도 하고, 목에서 이관으로 귀 감염이 나타나기도 한다.

이어캔들은 감기 자체를 고쳐줄 수는 없지만 감기로 인한 코 충혈과 다른 불편함을 없애준다. 감기에 걸린 첫 주 동안은 격일 또는 3일 간격으로 이어캔들을 해주고, 만일 다음 주까지 증상이 지속될 경우 매 3일 간격으로 이어캔들을 해주면 좋다.

아로마 팁 호흡기로 오는 감기질환에 가장 효과적인 아로마 적용법은 증기 흡입법이다. 간단한 방법으로는 종이컵에 3분의 2 정도 따뜻한 물을 붓고 호흡기 정화에 효과적인 파인, 로즈메리, 페퍼민트, 유칼립투스와 같은 에센셜 오일 중 한두 가지 오일을 선택하여 2~3방울 정도를 물 위에 떨어뜨린다. 컵 입구를 한 손으로 막고 입과 코를 대고 깊게 흡입한다. 이때 아로마 증기가 눈에 닿으면 따가울 수 있으므로 눈은 감는다. 코감기로 코가 충혈되었을 때는 코로 흡입을 하며, 목이 아플 경우 목으로 흡입을 한다. 천식환자의 경우 이 방식이 기침을 유발할 수 있으므로 삼간다.

건초열 · 엘러지성 비염

엘러지성 비염은 알레르겐을 흡입할 경우 엘러지 반응으로 코와 목의 점막에 나타나는 염증이다. 알레르겐 물질로는 화분, 향수, 동물의 털, 먼지 등이 포함된다. 건초열 또는 계절성 엘러지성 비염은 봄과 여름에 발생하는 편이다. 증상으로는 코가 간지럽고 잦은 재채기, 코 막힘, 콧물, 눈이 붉어지거나 간지럽고 눈물이 나는 것이 대표적이다. 건초열과 엘러지성 비염은 천식과 같은 엘러지 증상을 갖고 있는 사람들이 흔히 갖고 있는 질환이다.

이어캔들의 워밍효과는 코와 부비강의 압력을 변화시키며, 이어캔들이 함유하고 있는 항염효과는 비염과 부비동염에 효과적이다. 또한 이어캔들이 함유한 소량의 밀랍과 꿀 추출물은 동종요법 효과를 지닌다. 증상의 정도에 따라서 1주일 2~3회 정도로 이어캔들을 한 후 증상이 호전되면 1주일 1회 정도로 줄인다.

아로마 팁 마른 수건 또는 티슈에 유칼립투스 라디에타 에센셜 오일을 한두 방울 떨어뜨린 후 코를 이용하여 깊게 흡입을 한다. 힘있게 흡입하면 아로마 입자가 목까지 들어오기도 한다. 이 외에도 코 스프레이 용기를 이용하여 캐모마일 워터를 콧속에 충분히 뿌려주면 좋다. 눈이 붉어지고 엘러지성 결막염이 있을 때는 면솜에 캐모마일 또는 로즈워터를 충분히 적신 후 눈꺼풀 위에 올려놓고 15분 정도 있으면 한결 눈이 편안해지고 진정된다.

구안괘사(안면마비)

구안괘사(Bell's Palsy)는 얼굴신경(7번째 뇌신경)의 손상과 염증에 의해서 얼굴 근육의 마비를 초래하여 발생한다. 신경 손상은 종양, 내이감염, 수막염, 고혈압, 치과 수술 등에 의해서 초래되기도 하며, 헤르페스 바이러스와 연관되기도 한다. 안면마비는 대개 한쪽 얼굴이 마비되는데, 마비되는 쪽의 얼굴 근육들이 적당한 긴장상태를 유지하지 못해서 반대편으로 당겨지게 되고 그래서 입이 돌아가게 된다. 그러므로 입이 돌아간 쪽이 문제가 아니고 반대편으로 마비가 온 사례가 대부분이다. 감염을 줄이기 위해 코르티코스테로이드(Corticosteroids)가 일반적으로 처방된다.

추위와 한기가 구안괘사를 촉진시키기 때문에 이어캔들에서 발생되는 부드러운 열과 이어캔들 성분이 갖고 있는 항염효과는 구안괘사의 치료과정을 돕게 된다. 염증이 사라졌을 때 이어캔들과 얼굴마사지는 근육의 톤을 활성화시키고 마비된 근육을 촉진하게 된다.

기 순환

막힌 기(氣)는 신체적, 정서적 그리고 정신적 장애를 초래한다. 이어캔들은 막힌 에너지를 풀어주고 기의 순환을 촉진시켜 치유를 돕는다.

과도한 귀지(분비 및 축적)

귀지는 간혹 외이관에 쌓일 수 있으며 고막에 영향을 끼쳐 일시적인 청각장애와 일반적인 불편한 느낌을 주기도 한다. 귀지를 제거하기 위해 면솜으로 닦아내거나 금속으로 긁어낸다든지 혹은 물로 관장하는 것과 같은 정통적인 방법은 자극적이며 고막에 손상을 가져다줄 수 있다.

이어캔들은 이를 대신할 수 있는 자연요법이다. 이어캔들이 타는 동안 연기가 외이도를 통해 나선형으로 하강하면서 귀를 따뜻하게 해준다. 이어캔들과 함께 하는 마사지는 턱 관절의 효율성을 개선시켜 고막에서 귀지가 제거되도록 돕는다. 이어캔들을 하는 동안 부드럽고 느슨하게 풀어진 귀지로 인하여 간혹 안 들릴 수도 있겠지만 48시간 내에 귀지의 자연 배출로 잘 들리게 된다. 귀지 개선을 보기 위해서는 몇 회 이상의 이어캔들 시술이 필요할 수도 있다. 매 6주 또는 8주 간격으로 이어캔들 시술을 해줄 때 과도한 귀지가 축적되는 것을 예방할 수 있다.

귀 통증

귀 통증의 원인은 외이감염(Otitis Externa), 중이감염(Otitis Media), 내이감염(Otitis Interna) 등처럼 매우 다양하다. 정확한 원인을 알기 위해선 전문 의료인에게 진단을 받아야 한다. 쑤시고 아픈 통증에는 따뜻한 물을 넣은 물통을 갖다 대기만 해도 통증이 완화되는 것처럼 이어캔들의 부드럽고 따뜻한 열기와 증기, 그리고 접촉하고 있는 테라피스트의 따스한 손은 귀 통증 경감에 도움을 준다.

외이감염이나 이도 감염이 있을 때 이어캔들 시술을 피하는 대신에 이어드롭스(귀약)를 사용하도록 한다.

아로마 팁 ← 중이염으로 인한 통증을 완화할 목적으로 라벤더와 캐모마일을 혼합해서 또는 단일 오일을 이용하여 온습포를 해줄 수 있다. 그릇에 따뜻한 물을 500밀리리터 정도 붓고 라벤더 나 캐모마일을 5방울 정도 떨어뜨린다. 수건을 귀에 올려놓을 정도로 접은 후 물 표면 위에 떠있는 에센셜 오일 위에 올려놓는다. 물과 에센셜 오일이 수건에 충분히 적실 때까지 나둔 다음 물기를 꽉 짠 후 귀 주변에 올려놓는다. 따뜻한 온도를 유지하기 위해 핫팩과 함께 찜질을 해줘도 좋다.

난청

빽빽한 귀지로 인하여 귀가 잘 들리지 않는다면 이어캔들이 귀지를 부드럽게 하고 느슨하게 하여 자연스럽게 밖으로 나올 수 있도록 하여 청각의 개선을 돕는다. 단단해진 귀지가 부드러워지면서 넓게 펼쳐지게 되며 이로 인하여 난청이 표면상으로 악화될 수 있으나 귀지가 자연 배출되면서 증상은 없어진다. 빽빽한 귀지가 제거되기 위해서는 이어캔들 시술이 수회 반복되어야 하며 또한 예방차원에서 규칙적으로 이어캔들을 받아야 한다. 난청은 중이염의 특징일 수도 있기 때문에 귀가 잘 들리지 않을 경우 전문의료진으로부터 그 원인을 알아볼 필요가 있다.

내이염

내이의 염증으로 이로 인하여 현기증, 구토, 균형상실, 귀가 안 들리게 된다. 내이염은 박테리아 또는 바이러스 감염에 의해서 발생되는데, 그 예를 든다면 중이염에서 내이염을 초래한다. 뇌를 두르고 있는 막의 감염(뇌막염)에 의해서도 내이염이 발생한다. 따라서 내이염의 원인은 전문의 료진에 의해서 정확히 진단을 받고 치료를 받아야 한다.
이어캔들은 내이염과 연관된 스트레스를 완화시키고 순환개선효과를 나타낸다.

두통

두통의 원인은 무척 다양하지만 탈수, 정서적 스트레스, 피곤 또는 상악과 두피, 목의 근육긴장이 두통의 주요 원인이다. 많은 경우에 물을 많이 마시는 것만으로도 두통이 완화될 수 있다.
마사지와 함께 이어캔들을 사용했을 때 혈액순환을 조절하고 뇌신경의 스트레스를 감소시킨다. 해당 근육이 이완되고 턱 관절 움직임이 개선될 수 있다.

아로마 팁 두통의 원인에 따라 추천해줄 수 있는 에센셜 오일은 다르다. 만일 정신적 피로에서 온 것이라면 로즈메리를, 근심과 걱정에서 온 것이라면 라벤더가 좋다. 엘러지이나 부비강 충혈로 인한 두통이라면 캐모마일 로만 또는 유칼립투스를 권하고 싶다. 손수건 또는 티슈에 한두 방울을 떨어뜨린 후 가볍게 흡입할 수도 있고 아로마 램프를 이용하여 발향해줘도 좋다.

메니에르 증후군

내이 질환으로 난청, 이명, 현기증이 발작적으로 일어나며, 그 정도와 횟수는 다양할 수 있다. 천 명 중의 한 명에게서 메니에르 증후군이 발생되며 연령은 20~50대 사이에 일반적으로 나타난다. 원인은 아직 정확하지는 않지만 내이의 체액증가와 연관된다. 또 다른 이론에서는 귀의 감염, 내이(labyurinth) 체액 내 나트륨 불균형 면역계 장애로 인한 이유를 말하기도 한다. 체액의 증강은 압력의 증가와 내이의 부종을 낳고 간혹 내이에서 체액이 새기도 한다. 이로 인하여 뇌에 이상 메시지를 전달하게 되고 어지러움증과 구토 등을 일으키게 된다. 과도한 체액에 의해 발생된 압력은 내이의 청각세포에 영향을 줘 내이의 청각기능 장애를 초래한다.
메니에르 증상을 갖고 있는 환자들은 과도한 스트레스를 받게 되는데, 이어캔들은 이와 관련된 스트레스를 완화시켜주고 국부적인 순환개선 효과를 보인다.

부비강 질환

부비강은 강소(腔所)로 점액을 생성하는 점막으로 이루어져 있으며 공기가 들어 있다. 부비강은 상악동(上顎洞)·전두동(前頭洞)·사골동(篩骨洞)·접형골동(蝶形骨洞)으로 이루어져 있다. 이들은 비강과 서로 이어져 있는데, 이곳에서 일어나는 염증성 병변이 부비강염이다. 증상으로는 두통과 부비강 충혈, 그리고 얼굴을 숙였을 때 통증 등을 느낄 수 있다. 부비강염은 부비강 충혈에 효과적인 페이셜 마사지와 함께 따뜻한 이어캔들의 시술로 완화될 수 있다. 급성 부비강염일 경우 며칠 정도는 매일 시술을 권할 수 있다.

부비강염 재발 횟수를 줄이고 악화를 예방하기 위해 매달 이어캔들을 시술할 수 있다. 만성 부비강염의 경우 첫 달은 매주 1회를 그 다음달은 2주 1회씩 2~3달 정도 시행할 것을 권장한다. 인체 내 점액분비를 줄이기 위해 유제품 섭취를 줄이는 식습관을 갖는다.

`아로마 팁` 부비강염에는 애니시드, 카제풋, 시다우드, 유칼립투스, 펜넬, 프랭킨센스, 진저, 페퍼민트, 파인, 로즈메리와 타임 등을 추천할 수 있으며, 이들 에센셜 오일들은 살균효과와 항바이러스 효과, 진통효과, 충혈완화와 같은 작용을 지닌다. 에센셜 오일을 이용한 증기흡입법은 부비강 염증 제거와 함께 통증이완 효과를 갖는다. 또한 페이셜 마사지 오일로 블랜딩하여 코와 부비강 주변에 특별한 주의를 줘 마사지하여 과도하게 분비된 점액 배출을 돕는다.

스트레스

스트레스는 모든 연령의 사람들에게 악영향을 끼치며 길게는 신체적 또는 정신적 건강에 많은 부정적인 효과를 가져올 수 있다. 이어캔들의 가장 확실한 작용 중의 하나는 이완으로 신경계에 진정과 안정을 가져다줘 이어캔들을 받는 동안 많은 사람들이 잠들곤 한다.

많은 경우에 있어서 이어캔들은 수면습관 개선과 아동 주의력결핍 과잉행동장애 증후군의 감소효과를 나타낸다.

`아로마 팁` 많은 에센셜 오일이 이완을 가져오고 불안을 감소시키고 두통을 완화시키며 불면증을 극복할 수 있도록 돕는다. 대표적인 에센셜 오일로는 버가못, 캐모마일 로만, 클라리 세이지, 프랭킨센스, 라벤더, 로즈우드, 스위트 오렌지, 일랑일랑 등을 예로 들 수 있다. 아로마 적용법은 티슈에 추천한 에센셜 오일 한두 방울을 떨어뜨려 흡입하는 방법에서부터 발향, 목욕법, 마사지 오일 적용에 이르기까지 다양한 방법으로 사용할 수 있다.

압력변화

귀의 내부와 외부의 압력을 조절하는 기능은 생리적으로 자연스럽게 조절이 되어야만 한다. 그러나 여러 가지 원인으로 귀와 코를 연결하는 구조물인 이관(耳管, 유스타키오관)이 제대로 기능을 하지 못하여 문제가 발생하게 된다. 이곳의 압력 평형이 제대로 조절이 되지 않으면 귀가 멍멍한 느낌을 받게 되고, 조금 더 진행되면 자신의 목소리가 크게 울려 들리고, 중이염으로 진행되어 귓속에 염증성 분비물이 차는 등의 합병증으로 진행될 수 있다. 이러한 압력장애를 일으킬 수 있는 원인은 많다. 여름 휴가철을 맞아 비행기를 장시간 탈 경우, 레저로 즐기는 스쿠버다이빙을 하는 경우, 코감기, 비염, 부비동염(축농증)과 같은 코질환을 앓고 후유증으로 나타나는 경우 등이 그 예이다.

이어캔들의 따뜻함은 이관(유스타키오관)이 정상적으로 작동할 수 있도록 도우며 해당 부위의 압력변화와 확장에 의하여 적절한 긴장을 회복할 수 있도록 돕는다. 비행 또는 다이빙 48시간 전후로 이어캔들 시술을 받는 것이 좋다.

이명

이명(Tinnitus)은 외부의 소리자극 없이 신체 내부에서 들리는 청각감을 말한다. 청력이 정상인 경우에도 나타날 수 있으며, 난청을 동반하기도 한다. 대부분 사람들은 시끄러운 콘서트장에 갔다온 후 귀울림 증상을 느낄 수 있지만 일시적으로 끝난다. 우리나라 전 인구의 약 15% 정도가 이 증세를 경험하는 것으로 알려져 있으며, 잠을 이루지 못할 정도의 심한 증세가 나타나는 중증 이상의 환자는 약 8%, 일상생활을 하기 힘들 정도의 극심한 증세가 나타나는 환자는 약 1% 정도이다. 이 증세는 중이염, 고막천공, 삼출성 중이염, 내이염, 메니에르증후군 등과 같은 질병이 있는 환자에게 생길 수 있다. 그러나 작은 귀지가 일시적으로 귀울림을 유발할 수도 있으므로 전문의의 정확한 진단을 받는 것이 중요하다.

주사용 항생제, 경구피임약, 키니네(quinine), 약제 등을 복용할 때 이명 증세가 나타나면 즉시 약물투여를 중단하고 병원을 찾아야 한다. 소음이 큰 환경에서 작업하는 사람의 경우에는 소음차단기를 착용하고, 음악을 들을 때도 볼륨을 낮추어서 들어야 하며, 헤드폰을 장시간 사용하지 말아야 한다.

이명 증상의 원인이 무엇이든지 간에 이어캔들을 사용해본 환자들에게서 증상이 개선되었다는 발표를 들을 수 있었다. 또한 이어캔들이 타는 유쾌한 소리는 귀 안의 소음을 전환시키며 이어캔들의 따뜻함과 동반되는 마사지는 혈액순환을 촉진시키고 머리와 목의 근육을 이완시킨다.

인두염

목이 아프고 붓는 통증은 후두염, 편도선염, 감기, 유행성 감기로 인하여 발생한다. 박테리아, 바이러스감염 혹은 목을 과도하게 사용했을 때 목 감염에 이르게 된다. 목과 귀는 이관(Eustachian)에 의해 연결되어 있기에 감염은 한쪽에서 다른 한쪽으로 쉽게 옮겨가게 된다. 피시술자가 인플루엔자와 같은 전염성 질환을 앓고 있지 않는다는 전제하에서 이어캔들이 함유한 항염성분은 기도를 깨끗하게 하고 혈액순환을 증가시켜 증상을 완화시키고 면역계를 강화시킨다. 목이 정상상태로 돌아올 때까지 목을 사용하지 않고 쉴 수 있도록 권장하고 입 대신에 코로 숨을 쉬어 목이 건조해지지 않도록 조언한다.

아로마 팁 ← 목이 아프고 목소리를 잃었을 때 권할 수 있는 에센셜 오일로는 벤조인이 있다. 그 외로도 라벤더와 샌달우드, 그리고 타임도 효과적이다. 효과적인 아로마 적용법은 증기흡입법이다.

외이도염

외이도염(Swimmer's Ear)은 귀 통증 중의 또 다른 것이며 일반적으로 여름에 자주 발생한다. 이 현상은 수영을 하지 않아도 발생할 수 있기에 영어 'Swimmer's Ear' 라는 명칭은 옳지 못하지만 수영을 하는 사람들에게서 흔히 발생하는 증상이라 붙여진 이름으로 보인다. 외이도염은 박테리아 감염으로 고막이나 중이보다는 이도에서 발생한다. 귀에 물이 들어가 이도에 오랜 시간 머물게 되면 귀지와 섞이게 된다. 박테리아는 물과 귀지가 섞인 혼합물에서 발생하게 된다. 박테리아는 건조한 피부보다는 젖은 피부에서 보다 더 잘 침투한다.

중이염

중이염(Glue Ear, Secretory Otitis Media)은 중이의 과도한 삼출액 분비로 인하여 발생되는 질환으로 가장 흔한 소아과 질환이기도 하다. 무엇인가를 삼키거나 하품을 할 때 그 반응으로 유스타키오관이 열려야 하는데 유스타키오관의 장애로 인하여 중이에 진공상태가 만들어질 경우 염증이 초래되고 걸쭉한 체액이 생성된다. 중이염은 일반 감기와 같은 바이러스 감염에 의해서 발생되기도 하며, 앨러지와 연관되기도 한다. 유제품과 같이 특정 음식에 반응하여 면역계에서 과도한 점액을 생성하여 발생하기도 한다. 아이들의 유스타키오관은 보다 짧고 반듯하여 목에서 쉽게 감염될 수 있다. 소아의 부분적 난청과 더딘 언어발달을 포함해서 증상 발생이 점차적으로 나타나서 잘 확인되지 않기도 한다.
이어캔들의 가벼운 썩션효과와 함께 부드러운 열은 유스타키오관이 열리고 닫히는 것을 적당히 촉진시킨다. 한 달 동안은 주 1회 정도로 시술하고 그 다음 달부터 월 1회로 시술할 것을 추천한다.
아로마 팁 올리브 5ml에 항염효과가 뛰어난 라벤더 또는 티트리 오일 3방울을 혼합한 후 체온 정도의 온도로 데운 후 귀에 조금씩 떨어뜨려 넣은 후 외이도 입구를 면솜으로 막아 귀에 오일이 머물도록 한다. 그러나 이런 처치를 하기 전에 이빈후과에서 고막 천공이 없다는 사실을 반드시 확인해야 한다.

캔디다

캔디다(Candida)는 질 또는 구강 아구창의 원인균으로 이스트균의 과도한 성장에 의해서 발생된다. 항생제 남용, 장기간의 스트레스, 높은 당 섭취에 의해서 촉진된다. 증상으로는 이스트균이 번성하기 쉬운 어둡고 축축한 이도를 감염시켜 가려움증을 유발한다. 당과 함께 이스트균이 많이 들어간 음식, 음료 등을 절제하는 것이 좋다.
이어캔들 성분이 함유된 증기가 이도를 진정시키고 관련된 가려움증을 없애줄 수 있지만 염증이나 감염이 번성할 때는 이어캔들을 시술하지 않는다.
아로마 팁 티트리, 멀, 라벤더와 같은 에센셜 오일은 항진균에 효과적이다. 호호바 오일에 3% 농도로 블랜딩한 오일을 면봉에 적셔 적용해주면 좋다. 특히 티트리는 면역기능을 강화시키는 천연항생제이다. 만일 자주 캔디다에 의한 아구창이 발생할 경우 면역기능을 강화시켜줄 수 있는 티트리, 유칼립투스, 니아울리, 로즈우드와 같은 에센셜 오일을 이용한 바디오일로 꾸준히 케어해주는 것이 좋다.

코골이

수면 중에는 근육의 긴장이 저하되므로 입이 벌어지고, 연구개가 느슨해지며, 혀가 안으로 당겨 들어가기 때문에 기도가 좁아진다. 그 때문에 입으로부터의 호흡과 함께 연구개·구개인두궁·

목젖이 진동하여 소리를 내게 된다. 잠이 깊을수록 진동하기 쉽고 잠이 얕으면 근육의 긴장이 강하므로 코를 덜 골게 된다. 코를 고는 것은 입으로 호흡할 때에 많지만 코로 호흡할 때 고는 수도 있다. 심하게 코를 고는 것은 여러 가지 비질환(鼻疾患)에 기인한다. 어린이들은 아데노이드 때문에 후비강(後鼻腔)이 좁아져서 일어난다.

코골이에 영향을 주는 요소로는 상부호흡기 충혈과 비만, 목 부위에 축적된 지방물질과 저하된 근육의 톤으로 설명할 수 있다.

이어캔들이 비강 내 림프 배농을 도와 상부호흡기 충혈을 완화하고 호흡기 개선을 통해 코골이 현상이 감소되는 성공적인 케이스를 많이들 접할 수 있다. 이어캔들과 함께 바른 식습관과 적절한 운동요법을 함께 할 것을 권장한다.

`아로마 팁` 이어캔들 이후 페이셜 마사지 중에 양 코 벽을 손가락을 이용하여 원을 그리며 마사지 해주면 좋다. 코 충혈 완화에 효과적인 림프 마사지를 해주면 특히 좋다. 마사지 후에 면솜을 캐모마일 워터 또는 위치하젤 워터에 적셔 콧등과 이마, 볼 등에 올려주면 코를 비롯한 그 주변의 충혈완화에 도움을 줘 한결 숨을 편안하게 쉰다. 특히 아이들이 감기로 코가 막혀 있을 때 콧등에 캐모마일 워터에 적신 면솜을 올려주면 숨을 고르게 쉰다.

편두통

편두통은 일측성(一側性)으로 나타나며 때때로 오심, 구토, 식욕부진 등을 동반한다. 서서히 발생하여 몇 시간 또는 며칠 동안 지속되기도 한다. 그 원인은 두부혈관 수축에 의한 뇌의 국소적 빈혈때문이다. 쇼크, 스트레스, 식습관(감귤류, 카페인, 초콜릿, 치즈, 붉은 포도주) 등과 같은 정서적인 원인에 의해 촉진될 수 있다.

이어캔들과 마사지는 혈액순환 개선을 가져오고 편두통의 재발 횟수를 낮추는 효과가 있다.

`아로마 팁` 이마와 관자놀이에 라벤더 또는 페퍼민트를 혼합하거나 또는 단일 오일을 사용하여 냉습포해 준다. 냉습포할 물에 에센셜 오일을 5방울 정도 떨어뜨린 후 수건을 적셔 물기를 꽉 짠 후에 올려놓는다. 뒷목의 혈류량을 늘려 편두통을 개선시키고자 할 경우 5ml 호호바 오일에 마조람을 3방울 정도 떨어뜨린 후 부드럽게 뒷목과 어깨를 마사지해준다. 또한 두피의 혈액순환 개선을 위해 가볍게 두피 전역을 두드려주는 것도 효과적이다.

치유자의 길을 걷는 나에게 이어캔들은 동반자

글 : 김민정(IAA 협회 소속 아로마테라피 전문강사)

몇 년 전부터 이어캔들을 알고 많은 관심을 두었지만, 정작 주변인에게 먼저 알려주고 뒤늦게 경험을 하게 되었다. 아로마테라피스트 강해미 선생님의 도움을 받아 처음으로 이어캔들을 경험하게 되었는데, 그 느낌은 실로 경이로웠다.

이어캔들 시술시 내게서 나타난 증세는 타는 중간쯤부터 연기가 많이 피어 올랐다고 한다. 첫 시술 후의 느낌은 이러했다.

첫 번째로 내 목소리가 귀를 통해 머리로 공명되는 느낌이 들었고, 두 번째로 따뜻한 공기가 머리에 가득차 있는 듯한 느낌이 머리를 가볍게 해주었으며, 마지막으로 답답했던 코가 시원해졌다. 무엇보다 시술하는 동안의 그 상쾌한 기분은 기대 이상의 경험이었다. 시술을 받는 중간에 잠이 들어버린 것은 물론이고, 깨어났을 때의 개운함은 정말 잊혀지지 않는 좋은 경험이었다.

그 이후로 코감기와 기침감기로 살짝 고생할 때마다 이어캔들 받기를 간절히 원하게 되었다. 이후 이어캔들을 전문적으로 공부하면서 이어캔들이 부비강동에 효과가 있다는 것을 알게 되면서 내가 경험했던 것이 당연한 결과였다는 사실을 깨달았다. 또한 가볍고 부드러운 이어캔들테라피가 아로마테라피스트의 길을 걷는 나에게 전인케어의 마지막 치료법이라는 확신을 주었다.

고혈압과 경미한 중풍 증상을 앓고 계신 모친이나, 주변 지인들한테 나타나는 이어캔들 효과를 보면서 믿음은 더욱 깊어졌다.

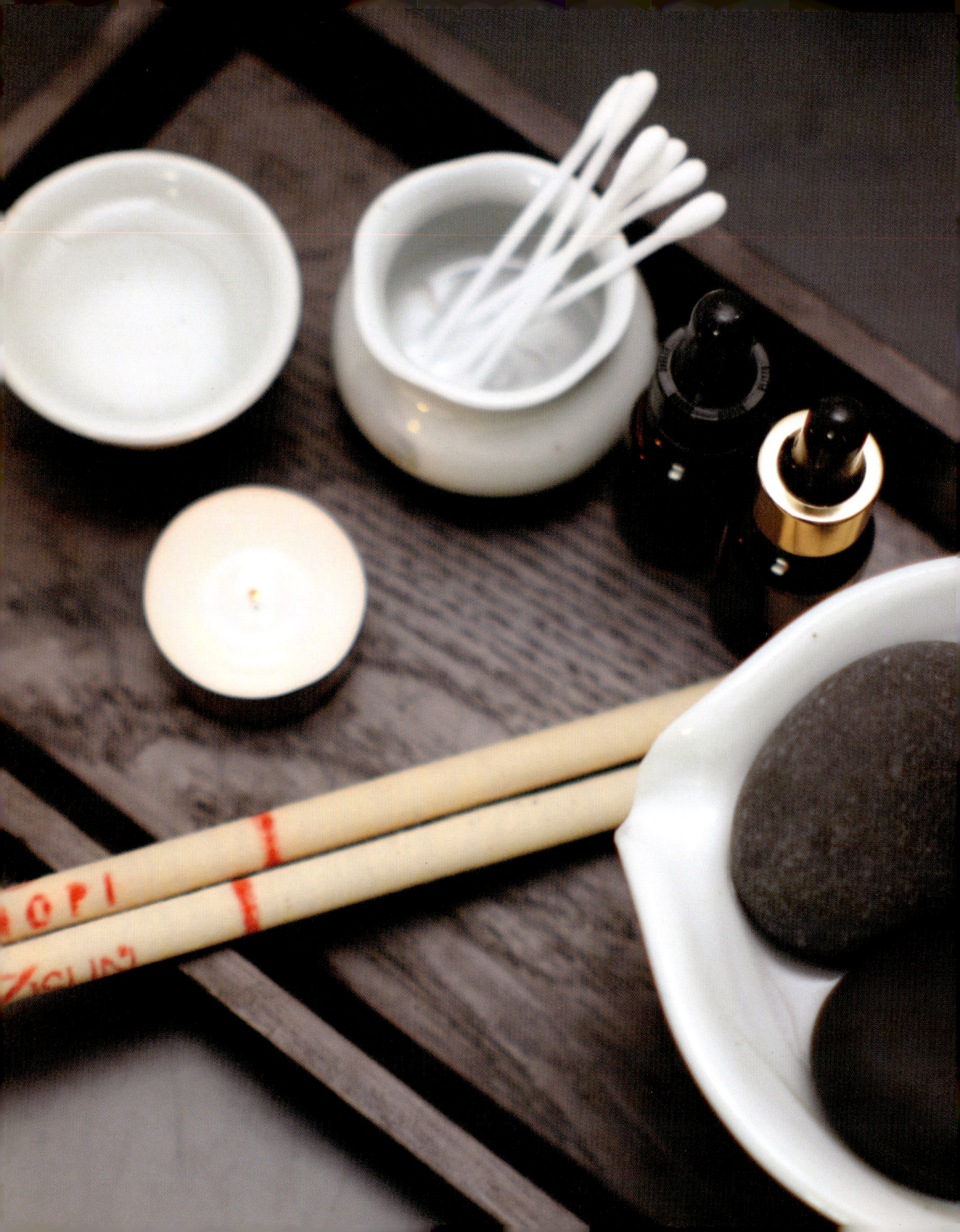

PART 3

이어캔들 시술

금기란 의약 및 약학에서 사용하는 용어로 반적응(反適應)이라는 뜻이다. 각종 치료나 진단을 위한 일체의 의료행위가 환자에게 악영향을 끼칠 경우의 금지사항을 말하며 또한 약학에서는 어떤 약제를 쓰면 증세가 악화되거나 치료목적과 맞지 않는 결과를 초래할 경우에 쓰인다.

이어캔들 금기사항

이어캔들 트리트먼트

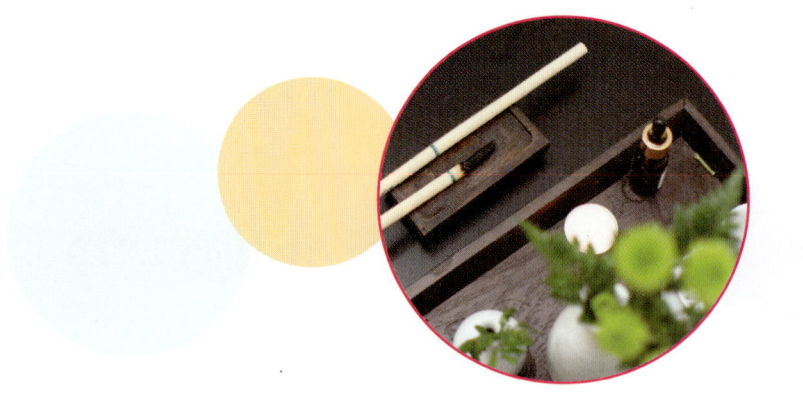

이어캔들 금기사항

금기란 의약 및 약학에서 사용하는 용어로 반적응(反適應)이라는 뜻이다. 각종 치료나 진단을 위한 일체의 의료행위가 환자에게 악영향을 끼칠 경우의 금지사항을 말하며 또한 약학에서는 어떤 약제를 쓰면 증세가 악화되거나 치료목적과 맞지 않는 결과를 초래할 경우에 쓰인다. 따라서 모든 시술에 있어 금기사항은 첫 상담시에 철저히 확인해야 할 부분이다.

이어캔들을 시술할 때 보통 양쪽 귀에 이어캔들을 태우는 것 외로도 귀 주변과 목, 어깨, 얼굴 등을 마사지하게 되므로 이 점에 있어서 고객의 건강상 금기해야 할 부분이 있는지 확인해야 한다. 보통은 전화예약시 구두상담을 통해서 혹은 방문 상담시 상담지를 활용하여 금기사항을 확인하는 것이 편리할 수 있다. 영국과 같은 경우 이어캔들 시술에 대한 보험가입도 가능하지만 아직 한국에서는 이런 보험서비스가 없으므로 특히 금기사항을 철저히 주의해서 시술하는 것이 시술자나 피시술자 모두에게 안전하다.

이어캔들이 금기인 증상

고막 천공
고막 천공이란 염증이나 외상으로 인하여 고막에 구멍이 뚫리는 현상을 말한다. 보통 이러한 현상은 거대한 폭발음에 노출되었을 때 또는 중이 감염이 과도한 플루이드를 야기시켰을 때 발생한다. 이어캔들을 받는 동안 따뜻한 증기가 외이도와 고막 주위를 순환하게 된다. 이때 고막에 천공이 있을 경우 증기의 잔여물 또는 귀지가 중이 내에 쌓일 수 있는 위험이 따른다. 또한 이어캔들 시술이 고막의 진동을 야기시켜 이어캔들 시술 후 추가적 치료를 받아야 할 수도 있다.

관 또는 배액기를 고막에 삽입한 경우
관 또는 배액기와 같은 장치는 중이 감염으로 야기된 과도한 플루이드를 빼기 위해 고막에 장착한다. 관 또는 배액기를 인위적으로 제거하거나 자연스럽게 빠져 나온 6개월 이후에 이어캔들을 시술할 수 있다. 이어캔들 시술 전에 고막이 완벽하게 치유되었는지를 확인해야 한다.

외이에 습진 또는 피부염이 있는 경우
외이도에 습진 또는 피부염증 등이 발생할 수 있다. 이런 경우 수면(睡眠)시 귀가 몹시 간지럽고 아픔과 염증을 야기시키게 된다. 귀에 온 신경이 가 있기에 이어캔들 시술은 해당 부위에 자극을 줄 수 있으며, 이어캔들을 받는 동안 편안함을 즐길 수 없다.

달팽이관 이식
피시술자가 달팽이관 이식(청각보조기 형태)을 한 경우 이어캔들 시술은 이 장치에 손상을 가져다 주며 불편함을 느낄 수 있다. 이식 형태가 아닌 외부에 보조기를 끼는 경우에는 시술할 때 장치를 제거한 후 받을 수 있다.

외이도 감염이 있는 경우
외이도에 종기와 같은 감염이 있는 경우 이어캔들을 시술하는 동안 방출되는 열과 연기에 예민해질 수 있다. 그러나 감염이 중이 또는 내이에 있는 경우는 오히려 이어캔들의 효과를 볼 수 있다.

알코올 또는 약 복용시
술을 마셨다거나 대마초와 같은 약물을 복용했을 때에는 머리에 혈류액 증가를 가져와 현기증, 구토 또는 불안증을 야기시킬 수 있으므로 이어캔들을 사용할 수 없다.

급성감염질환

독감, 이하선염, 홍역, 결핵, 수두 등은 전염될 확률이 높기 때문에 시술자를 고려해서 시술하지 않도록 한다.

고열 또는 독감

피시술자가 고열로 건강하지 못할 경우 시술하지 않도록 한다. 특히 감기로 인하여 지속적인 기침을 할 경우도 해당된다. 시술자에게도 감염될 수 있으며 피시술자 역시 이어캔들을 편안하게 즐길 수 없다.

설사와 구토

설사나 구토로 정신이 혼란스러울 때는 이어캔들 시술에 집중할 수 없을 뿐더러 편안함을 느낄 수 없다.

머리와 목에 사고를 당한 경우

최근 진동 또는 타격에 의하여 머리를 맞았다거나 손상을 입은 경우 검사 결과가 나오기 전까지는 이어캔들을 시술하지 않는다. 이와 같은 손상은 간혹 중이 내의 작은 청소골의 위치를 뒤틀리게 해놓을 수 있으며, 이로 인하여 청각손실이 발생되었는지 여부를 확인해야 한다.

피부와 두피 감염이 있는 경우

농가진, 개선(疥癬), 전염성 결막염, 모낭염, 두피백선과 같은 증상을 갖고 있을 경우 감염성이 아주 높아 시술자는 물론 다른 피시술자에게도 전염될 수 있으므로 금지한다. 그러나 헤르페스와 같이 약간의 피부감염증을 갖고 있는 경우 국부적으로 그 자리를 피해서 이어캔들과 마사지를 시술해줄 수 있다.

이어캔들 적용시 주의해야 할 증상

귀에 오일을 적용한 경우
귀지 제거를 목적으로 귀 내부에 따뜻한 오일을 적용한 경우 이어캔들을 시술하는 동안 발생된 열기가 귀 내부에 적용된 오일 온도를 매우 뜨거워지게 하며, 연기가 오일과 뭉쳐 귀 내부에 더 많은 잔여물을 쌓이게 할 수도 있다. 이런 경우 이어캔들 시술은 오일 사용 후 48시간 정도 경과한 후 진행한다.

엘러지
이어캔들이 함유한 특정 성분에 엘러지가 있다면 이어캔들 시술은 자극을 유발하여 피시술자에게 편안함을 약속할 수 없다. 비록 이어캔들이 함유한 성분의 함량이 적어서 엘러지를 거의 발생하지는 않지만 예방차원에서 제조사 제품의 함유성분을 확인한 후 이어캔들 시술에 들어가는 것이 안전하다.

임신
임신은 이어캔들 시술의 엄격한 금기사항은 아니다. 그러나 임산부의 경우 향에 민감하기 때문에 향이 거의 없는 이어캔들을 선호하기도 한다. 향 테스트를 거친 후 시술에 들어가면 좋다.
호피 이어캔들이 함유하고 있는 세이지와 같은 허브 추출물은 임산부에게 금기되는 허브이지만 함량이 워낙 미량이기 때문에 제조사에서 임산부에게 금지하고 있지는 않다. 다만 이어캔들 시술을 받을 때 옆으로 누워서 받기에 이 점만 불편하지 않다면 이어캔들은 임산부에게 안정적 효과와 함께 부종완화에 이르기까지 다양한 효과를 낼 수 있다.

저혈압
저혈압이 있는 피시술자일 경우 이어캔들을 받고 바로 일어섰을 때 간혹 현기증을 경험하게 된다. 이런 경우 이어캔들 시술 후 15분 이상 휴식과 함께 일어날 때 잘 보조해줄 수 있도록 한다.

치통
치통이 있거나 최근에 치과 치료를 받은 경우 이어캔들이 불편할 수도 있다. 이 점을 고려해서 이어캔들을 시술한다.

전문가 상담이 필요한 경우

심각한 의료사항
암, 당뇨병, 혈전증 또는 심장질환을 갖고 있는 경우 이어캔들 시술 전에 담당의사의 자문을 듣도록 한다. 그러나 'Ear Candling and cancer therapy(Patrick Quanten & Greg Webb)' 아티클에 따르면 이어캔들은 면역기능 강화를 통해 항암치료에 유효한 효과를 나타낸다. 필자 역시 호스피스 센터에서 이어캔들을 시술해주고 있으며, 환자들은 이어캔들이 가져다주는 편안함을 유쾌하게 즐기는 것을 볼 수 있었다.

고혈압
고혈압 환자의 경우 혈액응고에 대하여 민감하며 이어캔들 시술 후 고혈압 약물 효과로 인하여 현기증과 어지러움증을 느끼게 된다. 이어캔들 이후 이어지는 마사지는 혈압을 낮출 수 있기에 의료진에게 이를 미리 상의해서 약 용량을 모니터할 수 있도록 한다.

간질
간질환자는 강한 향에 반응을 할 수 있다. 이어캔들 시술시 이 점을 고려하여 이어캔들을 선택하며, 시술 전에 전문 의료진의 상담을 받는 것이 안전하다.

신경계 장애
다발성 경화증, 파킨스 질환, 뇌성마비, 삼차신경통과 같은 신경성 질환을 갖고 있는 경우 이어캔들 시술 전에 전문 의료진의 상담을 받도록 한다. 부드러운 마사지는 신경성 장애와 함께 오는 경련완화에 도움을 준다. 트리트먼트하는 동안 추가적인 케어가 필요한지를 확인해보도록 하며 짧은 트리트먼트가 고객에게 더 적당할 수 있다.

마사지시 주의해야 하는 경우

최근 수술을 받았거나 조직손상이 있는 경우
수술 부위에 따라 마사지는 국부적으로 나 혹은 전체적으로 금기일 수 있다. 혹은 전문의료진의 허락을 받아야 할 수도 있다. 조직이 완전히 치유되어 압력을 견딜 수 있을 때까지는 마사지를 하지 않는다. 대형 수술 후 손상된 조직은 2년, 작은 조직 손상의 경우 약 6개월 이후에 마사지할 것을 권장한다. 그러나 많은 경우에 있어서 마사지는 조직이 회복되는 경과에 따라서 빨리 시행될 수 있다.

피부 질환
진물나는 습진, 피부염증, 또는 건선과 같은 피부질환은 국부적인 마사지가 금기된다. 그 부위가 아플 뿐만 아니라 전염되어 더 넓게 감염될 수 있기 때문이다.

진단되지 않은 혹이 있거나 부종이 있는 경우
두피에서 포낭을 흔히 발견할 수 있으며 이들은 손을 터치했을 때 매우 예민하고 아플 수 있다. 이들 대부분은 지루성 포낭이 일반적이다. 포낭이 있는 부위는 마사지를 하지 않도록 하며, 만일 피시술자가 확인되지 않은 혹이 있거나 부종이 있을 경우 전문의료진의 검진을 받도록 안내를 한다.

멍과 열린 상처, 찰과상, 화상
이런 부위는 국부적으로 마사지를 금기한다. 멍과 같은 경우 그 원인을 확인할 필요가 있다.

부작용
이어캔들과 이와 함께 하는 부드러운 마사지는 부작용보다는 긍정적인 효과를 나타낸다. 그러나 상담을 통해 트리트먼트 이후 피시술자가 경험할 수 있는 것을 미리 숙지해줄 필요는 있다. 이어캔들과 함께하는 마사지 트리트먼트는 전반적으로 바디 시스템을 강화시키고 활발하게 움직이도록 돕는다. 이에 따른 인체는 혈액순환과 림프순환계를 통해 독소 배출 속도가 높아지게 된다. 따라서 트리트먼트 이후 며칠 정도는 다음과 같은 부작용이 발생할 수 있다.

- 순환계 촉진에 따른 배뇨작용의 증가
- 증가된 배뇨작용에 따른 갈증의 증가
- 부교감 신경계 자극에 따른 대장 운동의 증가로 배변이 좀더 용이해진다.
- 순환증가와 독소 배출에 따른 두통 또는 어지러움증을 느낄 수 있다. 따라서 이어캔들 시술 후 물을 마셔 두통을 예방할 수 있다.
- 이어캔들 이후 얼굴 마사지를 할 경우 부비강 내의 배농 증가로 점액분비가 증가될 수 있다.
- 수면 패턴의 변화가 오는데 일반적으로 긍정적인 변화들이다.

- 대사작용의 증가로 식욕이 증가된다.
- 정서적으로 예민해진다.
- 피곤을 느낀 다음 다시 활력을 얻는다. 따라서 이어캔들 시술 후 약 15~30분 정도 쉬는 것이 좋다.
- 근육과 관절에서 이완을 느낀다. 이어캔들이 아주 깊은 이완을 가져오기에 일어나기가 어려울 수 있다. 만일 그럴 경우 트리트먼트 프로그램 구성시 마지막 단계에서 활력을 줄 수 있는 아로마 오일로 마사지를 해주고 머리를 상쾌하게 해줄 수 있는 에센셜 오일로 정신을 깨우는 것도 좋다. 예를 든다면 로즈메리, 페퍼민트, 파인과 같은 에센셜 오일을 추천할 수 있다.
- 귀지의 수화작용으로 귀에 뭔가가 가득한 느낌을 받을 수도 있다. 그러나 시간이 지남에 따라 이어캔들이 귀지의 자연배출을 도와 개선된다.
- 귀지가 가득할 때나 약을 넣었을 때 일시적으로 귀가 잘 들리지 않듯이 이어캔들 후 청각 저하가 발생할 수도 있다. 그러나 시간이 지남에 따라서 혹은 추가적인 이어캔들 시술에 의해서 청각은 개선된다.

이어캔들 트리트먼트

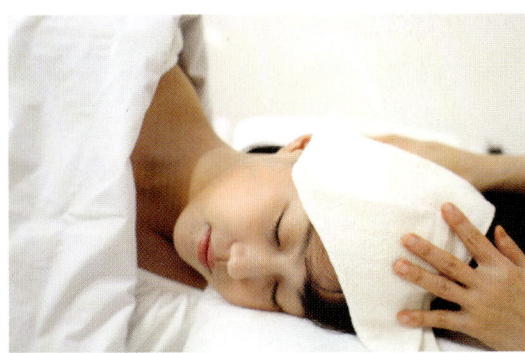

이어캔들 시술 전 준비 : 이어캔들을 가장 편안하게 받는 자세는 베개를 벤 상태로 옆으로 누운 상태이다.

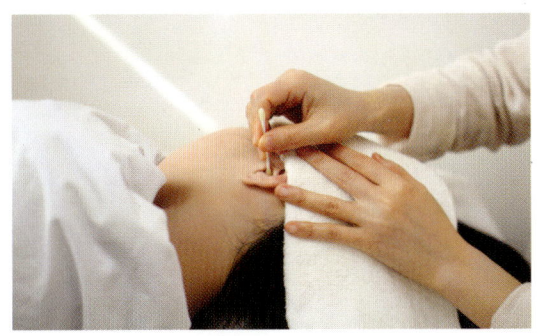

이어캔들 시술 전 준비 : 이어캔들을 외이도에 꽂기 전에 이어오일에 적신 면봉을 외이도 입구에 발라준다. 이어오일은 이어캔들을 보다 편안하게 받을 수 있도록 도움을 주며 이어캔들로 인하여 귀 건조화를 막아준다.

이어캔들의 위치

- 이어캔들에 불을 붙이기 전에 피시술자에게 이어캔들을 귀에 꽂았을 때의 느낌에 대해서 미리 말해둔다. 이어캔들 제조사의 설명에 따라 이어캔들에 불을 붙인 후 피시술자의 외이도에 반듯하게 꽂도록 하며 피시술자가 어떤 불편함 또는 통증을 느껴서는 안 된다. 캔들을 외이도에 밀어 넣는 대신에 부드럽게 돌려 넣는다.
- 캔들이 타는 시간을 메모해둔다.
- 캔들이 정상적으로 꽂혔을 경우 캔들 아래에서 연기가 새지 않는다. 만일 캔들 아래에서 연기가 새어나온다면 캔들 위치를 조정하여 연기가 더 이상 발생하지 않도록 한다. 단순히 이어캔들이 비틀려 있거나 외이도가 수평하지 않을 때 그럴 수 있으므로 피시술자의 머리를 살짝 조정해도 된다. 하얀 연기는 휘발된 성분의 결과물로 이어캔들의 관내에서 외이도 아래로 순환하게 된다.

캔들을 잡고 있는 방법

- 캔들은 2개의 손가락으로 잡고 남은 손가락은 피시술자의 귀에 가볍게 얹어놓는다. 다른 손은 피시술자의 머리 또는 베개 근처에 올려놓는다. 오른쪽 귀를 시술할 경우 오른손으로 이어캔들을 잡도록 하며 왼쪽 귀를 시술할 때는 왼손으로 이어캔들을 잡는 것이 바람직하다. 만일 그 반대로 할 경우 피시술자의 얼굴을 팔로 가릴 수 있다. 귀에 얹어진 손이 얼굴 쪽을 감싸는 것보다는 귀를 포함한 측두부를 감싸는 느낌이 편안하다.

- 이어캔들을 잡고 있는 동안 시술자의 숨소리 및 파동 등이 피시술자에게 직접 전달되는 것이 부담될 경우 이어캔들을 외이도에 꽂고 난 후 부드러운 대나무 소재 타월을 이용하여 이어캔들 주위를 감싸준다. 타월 한쪽을 눈 쪽으로 길게 늘어뜨려 눈을 가릴 경우 피시술자이 이어캔들 시술에 보다 집중할 수 있어 좋다. 다만 눈을 가리기 전에 피시술자의 동의를 받는 것이 좋다.

아이를 포함해서 외이도 입구가 너무 작은 피시술자의 경우 타월에 의존하지 않고 직접 손으로 잡고 있는 것이 편안하게 이어캔들을 시술해 줄 수 있으며 이어캔들을 외이도에 곧게 세울 수 있다.

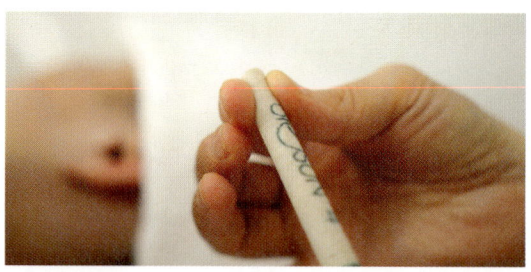

이어캔들 시술 전 준비 : 밀랍으로 단단한 이어캔들 끝을 부드럽게 만져준다. 다만 그 끝을 우그러트리지 않도록 주의한다.

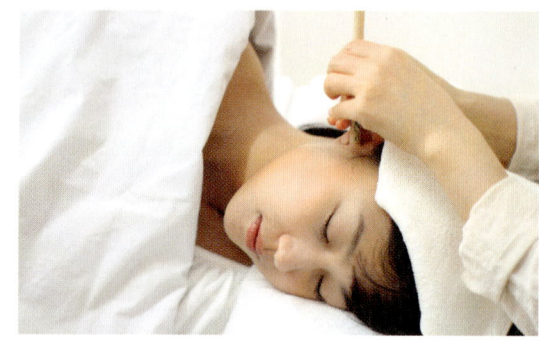

준비된 티라이트 또는 촛불을 이용하여 이어캔들에 불을 붙여 외이도에 꽂는다.

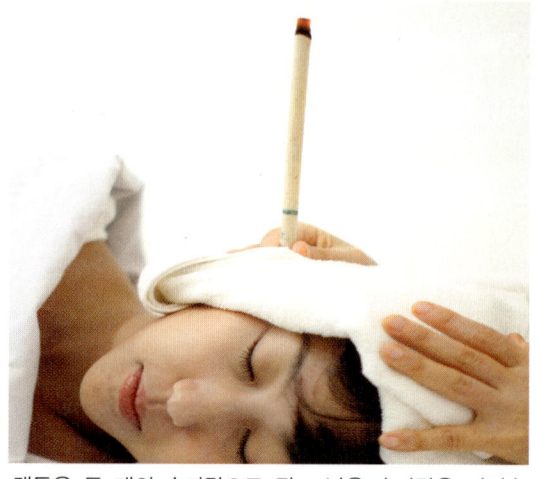

캔들은 두 개의 손가락으로 잡고 남은 손가락은 피시술자의 귀에 가볍게 얹어 놓는다.

피시술자가 경험하는 것

- 이어캔들을 외이도에 꽂고 시술자가 가볍게 손을 올리고 있을 때 시술을 받는 사람은 안정감과 함께 이어캔들의 관 안에서 순환하는 증기로 인한 부드러운 열을 느낄 수 있다. 이어캔들이 타는 동안 지글지글 타는 소리도 유쾌하게 들린다. 특히 청각신경에 문제가 없고, 귀지가 많이 쌓여 있지 않을수록 더 잘 들린다.
- 이어캔들을 받는 동안 귀와 부비강에서 압력이 이완되며 코가 뚫리고 유스타키오관이 열리면서 퍽하고 뚫리는 느낌을 받을 수 있다. 혹은 귀에서 뭔가 떨어져 내려오는 느낌 등을 경험할 수 있다. 후자의 경우 외이도에 막혔던 것이 뚫리면서 느껴지는 것으로 이어캔들의 재가 귓속으로 떨어지는 것은 아니다.
- 순수 밀랍으로 만들어진 우수한 이어캔들의 경우 이어캔들 불꽃 위로 거의 연기가 피어오르는 일은 없으며 어떠한 경우에 있어서도 검은 연기는 올라오지 않는다. 그럼에도 만일 연기가 올라온다면, 귀에 이상이 있거나 귀와 코, 목 주위로 막힌 것이 있다는 것을 나타낸다. 이런 경우는 상담지에 이를 기재하고 이어캔들 잔여물을 확인해볼 필요가 있다.
- 필터 장치가 있는 이어캔들은 왁스의 큰 입자 또는 다른 잔유물이 귓속으로 들어가는 것을 예방해준다.

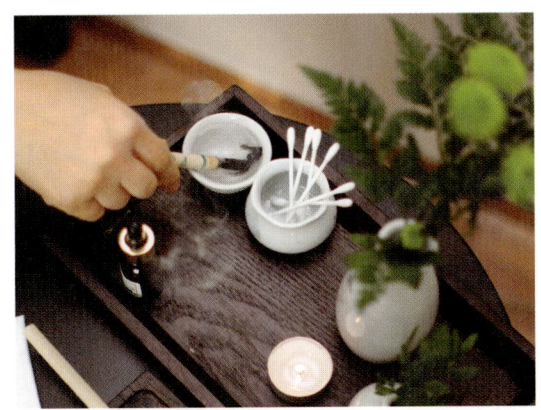

준비된 물에 이어캔들 불을 끈다.

이어캔들 제거

- 트리트먼트 하는 동안 피시술자가 어떠한 불편을 느꼈다면 바로 시술을 중단하고 이어캔들을 제거하도록 한다. 간혹 이어캔들의 부드러운 열에 과민 반응할 수도 있다.
- 바이오썬 이어캔들은 캔들 전체 길이 중 3분의 1 지점에 표시선이 인쇄되어 있으며, 그 선에서 약 1cm 위까지만 태운 후 미리 준비한 물컵에 이어캔들을 끈다. 이어캔들 전체를 물에 담글 필요는 없으며 불씨가 있는 부위만 물에 넣다 빼면 된다.

이어캔들 제거 후

- 양쪽 귀에서 이어캔들이 탔던 시간을 기재한다. 보통 먼저 한쪽 귀에 적용한 이어캔들의 타는 시간이 뒤에 하는 귀보다 길게 걸린다. 타는 시간의 변동을 보기 위해서는 이어캔들을 먼저 트리트먼트하는 귀와 뒤에 하는 귀를 정해 놓고 규칙적으로 할 필요가 있다. 즉, 오른쪽 귀를 먼저 했다면 다음 시술 때에도 오른쪽 귀를 먼저 한 후 그 차이점을 보는 것이 좋다. 그리고 오른쪽과 왼쪽 귀 중 어느 귀가 먼저냐라고 한다면 보통 아픈 귀를 먼저 하거나 휴대전화를 잘 받지 않는 귀를 먼저 한다. 휴대전화를 잘 받지 않는 귀는 청각이 떨어지며 어떤 기능이 떨어진다고 예측하기 때문이다.
- 외이도 밖에 쌓인 이어캔들에서 나온 파우더 형태의 잔여물을 확인 후 면솜 또는 면봉을 사용하여 부드럽게 닦아준다. 이어캔들의 잔여물은 이어캔들에 함유된 허브 추출물, 밀랍, 또는 꿀 추출물이 타고 남은 재 형태로 이어캔들 내 빈관을 지나 필터 아래로 내려올 수 있으나 외이도에 깊숙이 들어가지는 않는다. 나선형 모양의 외이도 형태와 귀에 나 있는 잔털은 이어캔들 잔여물이 귓속에 들어가는 것을 막아준다. 우수 품질의 면봉으로 외이도 입구에 쌓인 이어캔들 잔재를 닦아준다. 절대로 면봉을 깊숙이 넣어 닦아주지 않도록 한다. 특히 이어캔들 트리트먼트 이후 귀지의 자연배출이 활성화되어 귀에서 이물질이 나온다 할지라도 면봉을 이용하여 닦지 않도록 하며 밖으로 배출된 것만을 닦아내도록 한다.
- 피시술자에게 다른 쪽으로 돌아누워 달라고 하고 다른 귀에도 이어캔들 트리트먼트를 진행한다.
- 양쪽 귀에 이어캔들 트리트먼트가 완료된 후 약 15~30분 정도 휴식을 취하도록 한다. 휴식을 취하는 동안 얼굴, 목, 귀, 두피 부위를 부드럽게 마사지해줄 수 있다. 마사지는 순환을 촉진하고 긴장된 근육을 풀고 부비강을 클렌징해주며 이어캔들 이후 좀더 깊은 이완을 가져다준다.

트리트먼트 이후

- 휴식 후 침대에서 천천히 일어나 내려올 수 있도록 돕는다. 시술자는 손을 씻은 후 물을 준다.
- 트리트먼트를 하는 동안과 그 이후의 느낌을 물어본다. 이어캔들 필터 위로 파우더와 다른 잔여물이 쌓여 있는 것을 확인한 후 보여줄 수도 있다. 필터 위로 쌓인 잔여물은 귀의 건강상태를 가늠케 하며 얼마나 자주 받아야 하는지 등을 알 수 있다. 그러나 잔유물에만 의존해 귀 등의 건강상태, 트리트먼트 횟수를 결정하는 것은 무리가 있다.

트리트먼트 이후 상담
- 트리트먼트 이후 물을 마신다. 독소 배출을 돕고, 트리트먼트 이후 올 수 있는 두통 발생을 예방할 수 있다.
- 이어캔들이 가져다주는 좋은 느낌을 유지하기 위해서는 이어캔들 이후 24시간 내에 수영과 같은 수상 스포츠를 피하는 것이 좋다.
- 흔하지 않지만 간혹 이어캔들 이후 그날 환경과 날씨에 예민할 수 있다. 가능하면 차가운 바람과 환풍기를 피하거나 귀에 면솜을 틀어넣어도 괜찮다.
- 고막에 손상을 입을 수도 있으므로 면봉 또는 그 외의 것으로 귀 안을 쑤셔 넣지 않는다.
- 부비강에 문제를 일으키는 유제품을 줄여서 과도하게 점액이 분비되는 것을 예방한다.
- 이뇨 효과가 있는 카페인 음료와 알코올을 줄인다.
- 물 외에도 허브티와 신선한 쥬스를 마셔 인체에 수분공급과 함께 노폐물 배출과정을 돕는다.
- 규칙적으로 휴식시간을 갖는다.
- 규칙적으로 이어캔들을 받으면 상부호흡기의 면역강화와 충혈을 예방할 수 있다.

트리트먼트 횟수
압력의 밸런스나 귀지제거와 같은 트리트먼트 이후 효과의 지속기간은 48시간 정도이다. 따라서 이어캔들 사용 주기는 최소 이틀 간격을 유지하는 것이 좋다. 피시술자에게 이어캔들 트리트먼트 사용 주기를 안내할 때는 이어캔들 사용 목적, 건강상의 문제점, 트리트먼트 직후의 효과와 그 이후 지속되는 효과, 이어캔들 이후 필터 위에 남은 잔여물과 같은 사항에 주목한다.

트리트먼트 목적
테라피스트들은 피시술자가 이어캔들 트리트먼트로 얻고자 하는 것이 무엇인지를 판단해야 한다.
- 단단히 굳은 귀지를 제거하려는 목적인가?
  트리트먼트 1, 2회 또는 그 이상으로 이어캔들을 해야 귀지 제거 효과를 볼 수 있다. (여기서 귀지 제거는 이어캔들의 직접적인 효과가 아니라 간접적으로 자연배출을 돕는 것이다.)
- 피시술자이 만일 시차 부적응으로 두통이 있다면 일회성으로 이어캔들을 시술할 수 있다.

증상의 정도

증상이 가벼운가, 급성 또는 만성인가? 증상이 심각할수록 이어캔들 트리트먼트를 하는 것이 좋다.

- 만성 부비강염과 같은 증상은 최소 3회 이상의 이어캔들 트리트먼트를 받도록 하며 그 사용 간격은 최소 1주일을 넘기지 않도록 한다. 증상이 완화되면 한 달에 1~2회로 줄이는 것을 권한다.
- 감기와 같은 급성의 경우 주 2 ~ 3회 정도로 증상이 없어질 때까지 계속 받도록 한다.

트리트먼트 이후의 즉각적인 효과

- 두통은 바로 깨끗이 사라지며 부비강의 충혈감도 줄고 귀가 시원하게 뚫리는 느낌을 받는다.
- 손과 발, 복부까지 기분 좋은 따뜻함을 느낄 수 있다.
- 이어캔들 후 15분 정도 휴식 후 눈이 맑아지고 편안한 느낌을 받는다.
- 눈두덩이 올라오고 처졌던 볼 라인이 리프팅된다.
- 불편함이 즉시 사라지지 않을지라도 트리트먼트 이후 위와 같은 효과를 서서히 느낄 수도 있다.

트리트먼트 이후 48시간

- 이어캔들을 받는 동안 귀지가 촉촉해지면서 느슨하게 풀리고 간혹 청력이 감소되기도 하지만 서서히 귀지가 자연배출되면서 청각개선효과를 경험하게 된다.

잔여물

이어캔들 시술 후 캔들을 열어보았을 때 필터 위에 쌓인 잔여물 또는 응축물을 관찰할 수 있다. 테라피스트 간에 이어캔들 시술 후 잔여물에 대해 많은 논란이 있다. 혹자는 이에 대한 언급을 하지 않으려 하는 한편 혹자는 이 결과를 바탕으로 피시술자의 건강상태에 대한 정보를 얻고 트리트먼트 횟수를 상담한다.

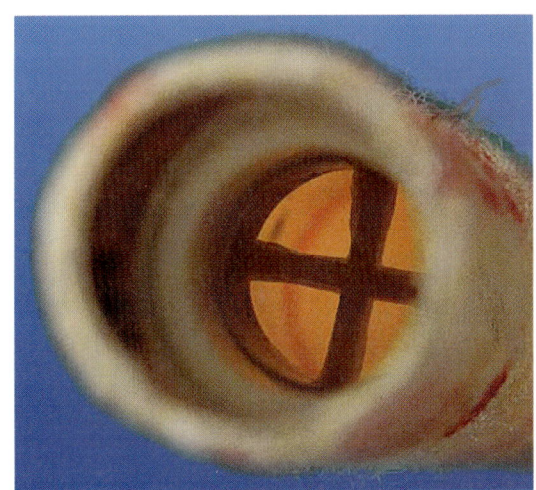

바이오썬 이어캔들 내에 장착된 필터를 찍은 근접사진

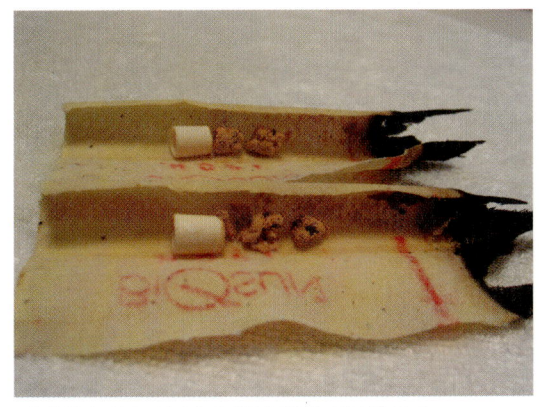

이어캔들 시술 후 필터 위에 쌓인 잔여물이다.

분명한 것은 이 잔여물은 피시술자의 귀에서 나온 것은 아니며 이어캔들 내에 필터가 장착된 경우 필터 위에서만 발견된다. 바로 이런 점에서 필터가 반드시 있어야 한다는 중요성이 부각된다. 만일 필터가 없다면 귀에 쌓일 수 있기 때문이다.

일반인들이 귀지로 알고 있는 잔여물은 이어캔들 자체에서 나온 밀랍과 파우더라는 것이 실험을 통해 과학적으로 밝혀졌으며, 실제로 귀에 꽂지 않고 이어캔들을 태웠을 때도 잔여물이 남는다는 것을 알 수 있다. 잔여물에 대한 과학적인 임상 발표는 없으나 많은 테라피스트들이 수십 년간 이어캔들을 실습해본 결과 잔여물이 많을수록 피시술자의 문제가 심각하다는 것을 이구동성으로 말한다. 따라서 문제가 있는 귀, 목, 코 쪽에서 태운 이어캔들에서 더 많은 왁스 또는 파우더 등을 발견할 수 있으며 이어캔들이 타는 시간 역시 길다.

외이도에 쌓인 귀지 등이 이어캔들의 증기가 순환할 수 있는 공간을 좁게 하거나 귀와 연관된 부위의 문제들이 이어캔들의 열 에너지를 약화시켜 이어캔들 구성성분의 완전연소를 억제할 수 있다. 이런 증상이 심각할수록 잔여물이 더 많다.

깨끗한 결과물

캔들에서 어떤 잔유물도 발견되지 않았다는 것은 귀, 코, 목 부위에 어떤 문제가 없다는 것을 의미할 수 있다. 그러나 이어캔들을 임상해본 테라피스트에 따르면 이와 같은 결과를 본 적은 없다고 한다. 필자 역시 그런 사람을 본 적이 없다. 환경적 공해, 특히 도시 공해와 알레르겐, 점액을 과도하게 생성시키는 음식들 때문에 대부분의 현대인은 잔유물이 생긴다. 이어캔들 시술 후 잔유물이 없는 경우는 연 2회 또는 4회 정도로 귀의 건강을 돕고 예방차원에서 해주면 좋다. 이어캔들을 할 때의 심리적 효과가 좋다면 더 자주해도 좋다.

소량의 잔여물

이어캔들 내에 소량의 잔유물이 남아 있다면 이어캔들의 구성성분인 밀랍과 허브 추출물에서 나온 것으로 볼 수 있으며, 보통 이어캔들과 동일한 노란빛을 띤다. 이런 잔유물들은 보통 가벼운 부비강 문제나 감기가 있을 때 나타나며, 대부분의 사람들에게서 자주 나타나는 결과이다. 이어캔들에서 발생한 열에너지가 이런 문제들을 치유하다 보니 이어캔들의 성분을 다 연소시키지 못해 필터 위에 재로 남게 된 것으로 생각될 수 있다. 이런 경우 귀의 건강을 유지하기 위해 최소 월 1회 정도 이어캔들을 추천할 수 있다. 이어캔들을 이완목적으로 시술할 경우 이보다 자주 시술해도 무방하다.

중간량의 잔여물

이런 경우는 보통 소량의 밀랍과 약간의 노란 파우더가 잔유물로 남는다. 두통, 감기 또는 부비강염이 있을 때 자주 나타난다. 이어캔들이 연소하는 중 많은 에너지를 고막이나 그 주위에 빼앗겨 밀랍과 허브 성분을 연소시키지 못해 필터에 남게 된다. 증상이 호전될 때까지는 최소 2주에 1회 이상 시술받기를 권한다.

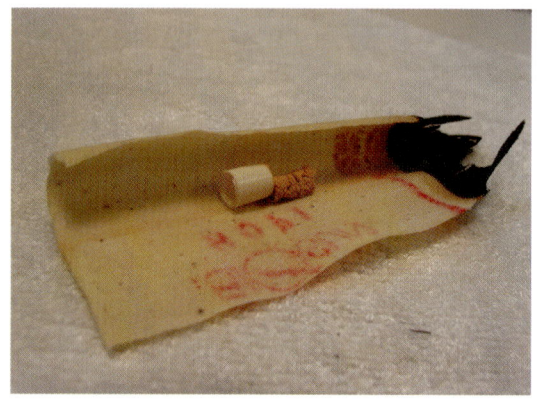

중량의 이어캔들 잔여물로 이어캔들을 시술하다 보면 위와 같은 정도의 파우더 재를 보는 경우가 일반적이다.

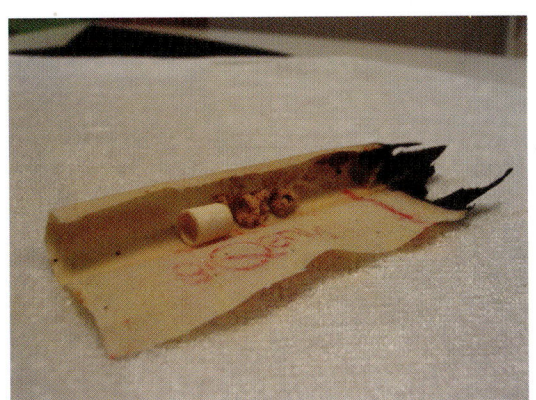

감기로 인하여 콧물이 흐른다거나 비염 등이 있을 때 위와 같이 연소되지 않은 밀랍의 왁스와 파우더 재가 남는다.

다량의 잔여물

다량의 밀랍과 파우더 등이 남게 된 것으로 보다 심각한 증상을 갖고 있다는 것을 말해준다. 예를 든다면 급성 또는 만성 부비강 질환과 두통, 이명 등이 그 증상이다. 캔들에서 발생된 대부분의 열에너지가 고막 주위로 소실되어 캔들 구성성분의 일부만이 연소되고 그 외 성분이 필터 위에 남은 경우이다. 이런 경우 주 최소 1~2회 정도를 3주 정도 지속적으로 시술하면 효과를 볼 수 있다. 개선효과가 있다면 예방차원에서 월 1회 정도로 정기적인 치료를 받는다.

62세 여성

증상 : 이명증, 고혈압, 수면장애, 답답한 가슴
현재 5차례의 이어캔들 시술 / 주기 7~10일에 1회

1~2회의 이어캔들 시술시엔 별다른 증상이나 특이사항이 발견되지 않았으나 3회차 때에 이어캔들에서 연기가 많이 피어올랐으며, 연소 후 잔여물이 진하고 덩어리진 상태로 나타났다. 이후부터는 피시술자의 적극적인 참여가 있었으며, 귀 울림 증상이나 수면장애가 조금씩 개선되었다.

다소 오래된 질병은 1~2회의 이어캔들 시술로는 별다른 증상이 나타나지 않았지만 서너 차례의 이어캔들 시술이 행해지면서 연소 후 결과물과 현상이 달라지기 시작한 것으로 미루어 보아 깊숙이 숨겨져 있던 탁한 기운이 빠져나오는 데 시간이 걸리기 때문이라고 판단된다. 현재까지 5회에 걸쳐 시술했으며, 예전처럼 연기는 피어오르지만 연소 후 덩어리진 결과물은 간간히 비칠 뿐이다.

33세 남성 K씨

몇 년째 국가고시를 준비하고 있는 K씨는 이어캔들이 집중력과 두통에 좋다는 정보를 듣고 시술을 받았다. 이어캔들 시술시엔 불꽃이 얌전하게 타올랐으며, 두 번째 귀를 시술할 때 살짝 잠이 들며 이완 효과를 맛보았다. 가장 눈에 도드라진 변화는 안색 정화였는데, 원래는 밝았을 피부톤이 공부로 인해 칙칙해 있었다. 시술 후 칙칙한 기운은 말끔히 사라지고 맑고 투명해지자 동행한 여자친구가 감탄사를 연발했다. 추가로 머리도 맑아지고, 코가 뚫리는 경험을 했다고 한다.

이어캔들 시술시 나타나는 증상과 효과는 개인마다 다르지만 이어캔들이 주는 이완 효능이나, 안색 정화, 상쾌해지는 머리, 부비강동에 미치는 영향은 정확히 확인할 수 있었다. 특히 부비강동에 특이한 질병이 없을 경우엔 안색 정화나, 눈 밑이 도톰해지면서 미용적인 면에서 많은 효과를 보인다. 개인적으로 많은 사람들이 부드럽고 안정된 이어캔들 테라피로 심신의 안녕을 추구하기 바라는 마음이다.

조문선 / 명상과 요가 애호가

어느 날 산사에 갔다. 절에 계신 스님이 귀에다 굴뚝처럼 불을 붙이면 귀와 코가 뚫린다 하며

빨대 같은 긴 대롱에다 불을 붙여 내 한쪽 귀에다 꽂아주셨다. 나는 불이 머리나 얼굴에 화상을 입을까봐 두려웠다. 스님은 걱정하지 말고 눈을 감고 귓속으로 들어오는 열기와 대롱에서 나는 소리에 집중해 보라고 하셨다.

나는 스님 말씀을 믿고 눈을 감고 긴장을 풀고 귀에서 들리는 소리에 집중시켰다. 그때부터 귓속으로 여행이 시작되었다. 순간 귓속의 넓은 세계와 미지의 편안함이 나의 온몸을 끌어들였다. '타다닥', '뿌지직', '우웅', '삐용'과 같은 소리를 들으면서 자연스럽게 명상에 집중할 수 있었다. 또한 편안함을 느끼며 깊은 잠속으로 빠져 들었다. 깨어 보니 이어캔들 한 개 연소 시간이 10분이었는데, 나는 한 시간 정도 깊은 잠을 자고 난 것처럼 온몸이 개운했다. 피곤은 물론 코까지 시원해져서 머리까지 맑아졌다.

한범석 / 회사원

처음에는 이름도 생소한 이어테라피 제품을 평소 아는 지인을 통해 듣고 얼마 전 아버지를 먼저 보내시고 심신이 지쳐 있는 어머니께 좋을 것 같아 해드렸다. 평소 귀에서 이상한 울림소리가 들리신다기에 여러모로 괜찮겠다 싶어 설명서를 자세히 읽어보았다. 그런데 제품 사진을 보니 불이 붙은 촛불 같은 걸 귀에 꽂고 있는 것이 눈에 들어왔다. 자칫 실수해서 얼굴에 불똥이라도 튀면 어떡하나 싶은 생각이 덜컥 들었다. 그래도 전문테라피스트가 하는 것이니 그럴 일이야 있겠어 하며 시술을 해드리기로 결심했다.

아로마 오일을 어머니 귀에 마사지하듯 발라드리니 아기처럼 편안하게 눈을 감으셨다. 처음엔 이상해하며 꺼리시던 어머니도 마사지를 받으시면서 안심이 되는 눈치셨다. 캔들을 조심해서 귀에 꽂고 불을 피우고, 천천히 타기를 기다렸다. 타들어가는 캔들을 보면서 옆에 있던 내 마음도 차분해지는 것 같았다. 양쪽 다 해드리고 나서 가만히 어머니 얼굴을 들여다보는데 오랜만에 아주 편안한 표정이셨다. 어떠냐고 물어보니 타는 소리를 가만히 듣고 있었더니 잡념도 사라지고 정신이 맑아졌다고 하셨다. 찌꺼기가 물에 젖어 있었는데 어머니 귀에 있는 수분이 빠져나온 것이겠지라고 생각했다. 그리고 나쁜 것들이 불에 타 없어진 것 같아 나도 기분이 흐뭇해졌다. 사실 효과를 기대하지 않고 좋다는 말만 듣고 해드려서 어떨까 걱정했었는데 어머니가 상쾌해하시는 표정을 보고 자주 해드려야겠다는 생각이 들었다.

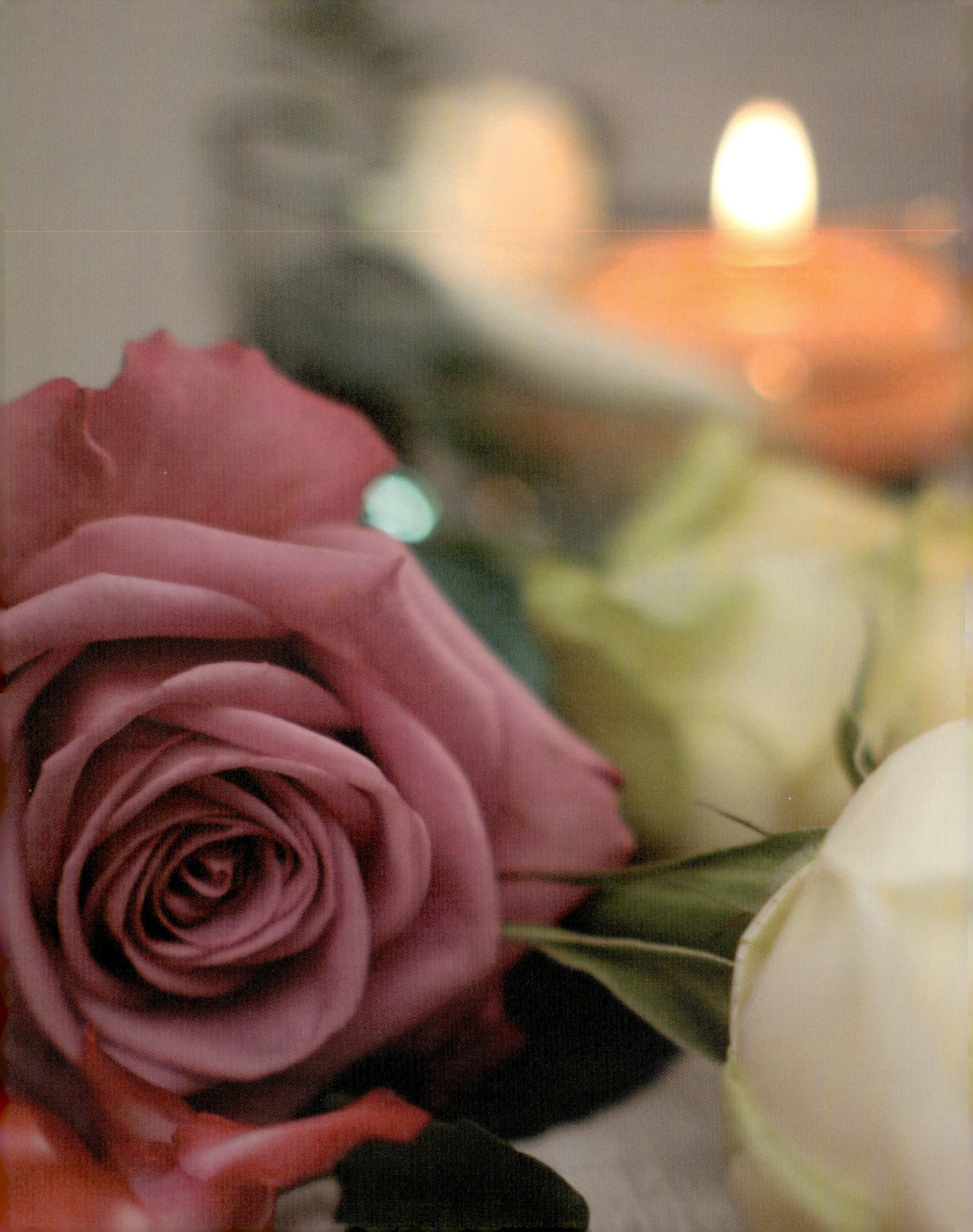

PART 4
이어캔들 적용

!역기능이 낮아 환절기 감기에 허약한 아이들 케어에 아주 효과적으로 사용될 수 있다. 에센셜 오일의 항바이러스 및 항박테리아 효과는 감기가 극성인 환절기와 겨울철에 공기 발향을 해주는 것만으로도 충분한 예방효과를 얻을 수 있다.

유아 · 어린이 케어
노인 · 완화 케어
임신 · 산후 케어
미용 · 스파 케어

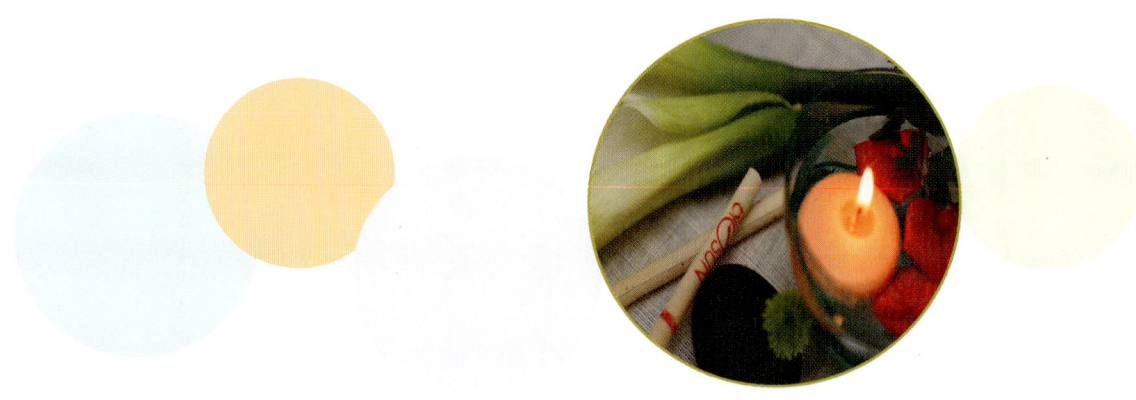

유아 · 어린이 케어

이어캔들을 처음 접했을 때 아로마테라피가 갖고 있는 한계성을 극복할 수 있는 새로운 테라피가 될 것이라고 확신했다. 특히 면역기능이 낮아 환절기 감기에 허약한 아이들 케어에 아주 효과적으로 사용될 수 있다. 에센셜 오일의 항바이러스 및 항박테리아 효과는 감기가 극성인 환절기와 겨울철에 공기 발향을 해주는 것만으로도 충분한 예방효과를 얻을 수 있다.

하지만 아이가 감기에 걸리면 연령에 따라 에센셜 오일 사용량을 조절해야 하기 때문에 효과적인 결과를 내기 어려울 수도 있다. 간혹 감기가 오래되다 보면 아로마테라피만으로는 부족해 결국 항생제를 비롯한 합성화학약물에 어느 정도 의존할 수밖에 없었다. 어른들의 경우 코막힘과 후두염 등에는 아로마 사용법인 증기흡입을 해주면 효과적이겠지만 아이들의 경우 뜨거운 물에 화상을 입지 않도록 해야 하며 아로마가 증기로 흡입되면서 간혹 눈을 따갑게 할 수 있다는 점들도 주의해야 한다. 또한 흡입을 하는 동안 아이들이 지루해한다.

그러나 아이가 이어캔들을 받고 싶다고 했을 때 아로마테라피의 증기흡입 효과를 안전하게 이어캔들로 대체할 수 있다. 이어캔들이 발생하는 아로마 증기는 외이도를 비롯하여 유스타키오관을 통하여 비강, 부비강, 후두, 기관지, 폐에 이르기까지 상부 호흡기관에 긍정적인 영향을 끼칠 수 있다. 특히 이어캔들 내에 함유된 에센셜 오일 외에도 꿀 추출물, 허브 추출물들은 항염과 진정 효과가 뛰어나 감기로 발생된 비염, 부비강염, 중이염, 후두염, 기관지염 등에 효과적이다.

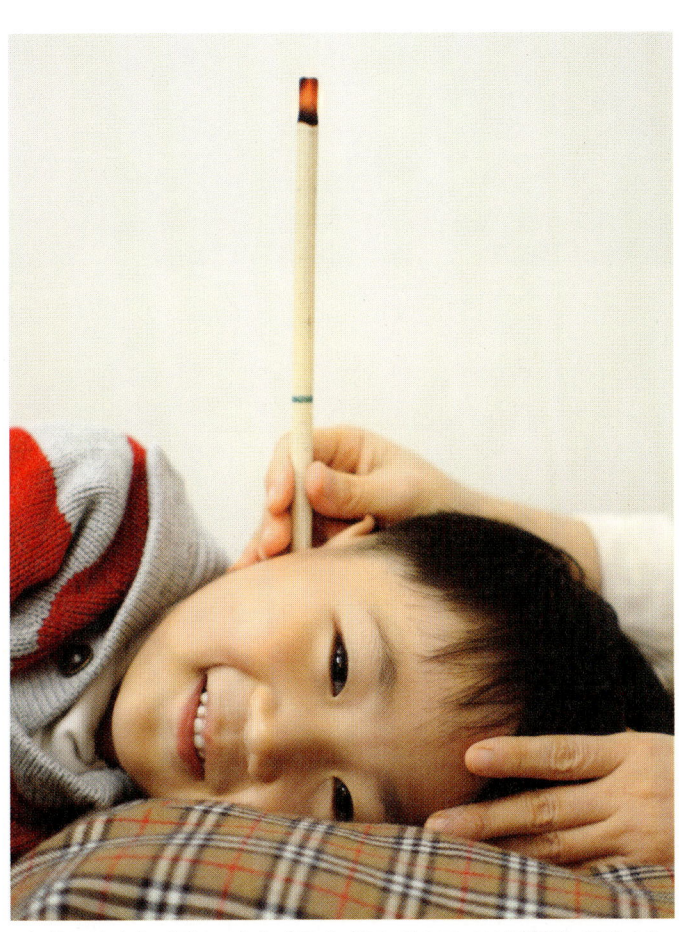
아이들 외이가 대체로 작기 때문에 입구 안으로 이어캔들을 꽂아 넣는다기보다는 외이도에 가볍게 올려 놓는 상태로 이어캔들을 시술한다.

바이오썬사의 이어캔들인 경우 만 3세 이상의 아이라면 누구나 이어캔들을 시술할 수 있다. 제조회사마다 제시하는 연령제한을 참고하여 아이에게 이어캔들을 사용하면 된다. 필자 아이의 경우 엄마의 이어캔들 시연 모습을 보면서 자라 이미 이어캔들에 익숙해 있었다. 어느 날 아이가 이어캔들을 받고 싶다고 하여 자연스럽게 적용했다. 목에 있던 가래 때문에 아침에 기침을 한두 번 하곤 했던 아이가 이어캔들 이후 한결 편안해했다. 그 후 좀더 효과를 보고자 하는 욕심에 무리하게 아이에게 이어캔들을 적용하려다 아이가 손을 들어 머리를 긁으려 해서 그만 손등에 가벼운 화상을 입은 적이 있다.

이런 경험으로 미루어 볼 때 비록 제조사에서는 만 3세 이상이면 가능하다고 하지만 5세 이상부터 시작하면 더 적절할 것으로 판단된다. 또한 아이의 절대적인 동의하에서 진행해야 한다는 것을 배웠다. 그리고 시술자 외에 보조자가 한 사람 더 있으면 더욱 안전하다. 물론 만 7세가 넘고 이어캔들에 이미 익숙해진 경우에는 보조자 없이도 충분히 시술 가능하다.

이어캔들의 경우 남녀노소 구분 없이 양쪽 귀에 시술하기 위해 이어캔들 2개가 필요하다. 그러나 만일 아이가 이어캔들이 연소하는 10~12분 동안 가만히 있는 것이 어려워 보이면 이어캔들 하나에 중간 표시를 해서 한쪽 귀를 시술하고 이어캔들의 불꽃이 표시한 중간선에 왔을 때 가위로 불꽃을 잘라내고 남은 이어캔

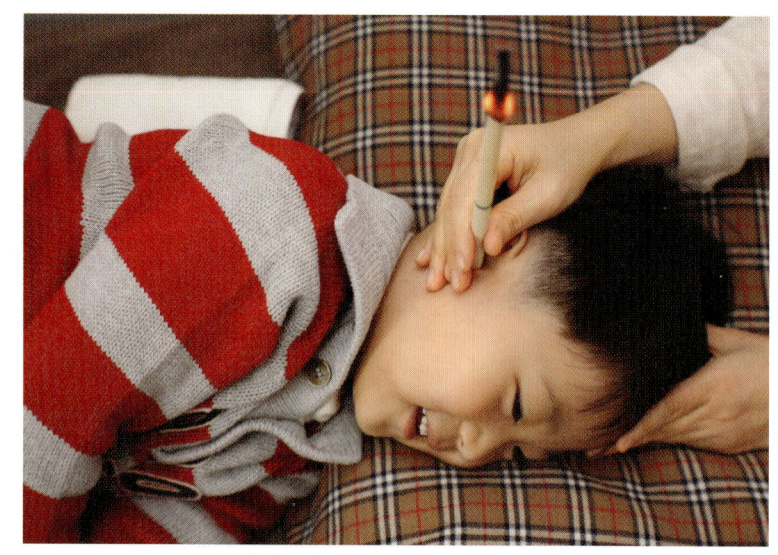

아이들을 위한 이어캔들 테라피

들을 다른 귀에 적용할 수 있다. 이 방법은 아이가 이어캔들에 적응할 수 있는 임시적인 제안에 불과하며 가능하면 귀 하나에 하나의 이어캔들을 태우는 것이 가장 이상적이다.

이어캔들은 귀에 예민한 자극반응이 없는 이상 격일로 적용할 수 있다. 급성 감기로 인해 집중적인 케어가 필요한 경우 3~4일 정도는 매일 적용할 수 있다. 그러나 혹시라도 귀에서 예민한 반응이 느껴진다면 간격을 하루 이상 두고 적용할 필요가 있다. 심리적 안정을 위해서 적용하는 경우는 1주일에 1회 또는 한 달에 2회 정도로 적용해주면 좋다. 물론 시간과 경비에 부담이 없고, 아이가 원한다면 더 자주 해도 상관은 없다. 특히 유럽에서는 주의력결핍 과잉행동장애증후군(ADHD)이 있는 아이들에게 이어캔들을 권하고 있다.

ADHD를 앓는 정도는 아니지만 집중력이 부족해 학업이나 시험준비에 어려움이 있다고 판단된다면 아이들에게 이어캔들을 권해 볼 만하다. 학업에 임하기 전에 갖고 있는 긴장, 스트레스, 잡념 등을 감소시키며 머리를 맑게 하기 때문에 학업에 좀더 전념할 수 있도록 돕는다.

유용 효과
- 귀(중이염, 내이염, 귀앓이), 코(비염, 부비강염), 목(후두염)과 관련된 질환
- 유아 스트레스와 불안, 긴장
- 주의력과 학습력 증가
- 면역력 증가

노인·완화 케어

한국이 고령화 사회를 맞이하여 시니어 스파가 차세대 유망 미용산업으로 주목을 받고 있다. 특히 노인 특화형 주거 환경공간으로 구성된 시니어 타운의 설립증가와 맞물려 노인용 헬스 & 뷰티 프로그램인 시니어 스파에 대한 연구가 활발해지고 있다. 노인에 대한 인체학적 특성을 반영한 서비스가 전문화되어야 하는 필요적 측면에서 이어캔들을 이용한 테라피를 시니어 프로그램 중의 하나로 소개하고자 한다.

이어캔들은 노인에게서 자주 나타나는 이명현상과 불면증, 두통, 지적장애, 청각 및 후각 장애 등에 도움을 주는 것으로 알려져 있다. 실제로 독일 바이오썬사에서는 2000년도 11개 의료센터에서 만 3세에서 91세 사이의 감기와 감기합병증, 두통, 이명현상, 스트레스 증후군을 갖고 있는 환자를 대상으로 임상실험을 했다. 그중 만성질환으로 분류된 긴장, 불면증, 지적장애, 근심과 같은 스트레스성 질환과 이명현상이 평균 52.63% 감소된 결과가 나타났다. 화학약물을 장기 복용시 나타날 수 있는 부작용을 고려한다면, 이어캔들과 같은 물리적인 요법으로 위와 같은 만성질환의 통증이 50% 이상 감소되었다는 결과는 매우 고무적인 현상이다.

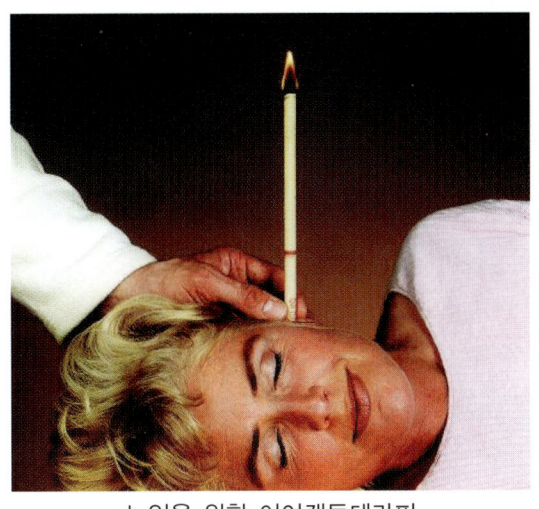

노인을 위한 이어캔들테라피

필자의 시어머니 역시 오랫동안 신경안정제와 수면제를 복용한 병력을 갖고 있으며, 항상 두통과 현기증, 이명현상과 같은 고통을 호소했다. 가까이 모시고 계시지 않아 자주 해드리지는 못했지만 기회가 되는 대로 이어캔들을 해드리면 그날 밤 숙면을 취하고 머리도 가벼워지는가 하면 이명현상도 현저하게 감소된다고 말씀하시곤 했다.

또한 이어캔들은 호스피스와 같은 완화요법이 필요한 곳에서도 활용할 수 있는 테라피이다. 2001년부터 모현 가정 호스피스 센터의 데이케어 프로그램에 참여해온 필자의 경우 이어캔들은 환자들의 심적인 부담을 줄여주고 편안한 안정에 기여할 수 있을 거라고 생각해 1년 이상 적용해왔다. 특히 호스피스에 첫 방문한 환자들에게 옷을 벗어야 하는 다소 망설여지는 마사지보다는 보다 편안하게 접근할 수 있고, 간혹 복수가 차서 엎드려 눕지 못하는 환자들에게 해줄 수 있는 손발 마사지 외에 다른 테라피를 해줄 수 있다는 점 등의 폭넓은 테라피라는 점에서 좋았다. 대체로 환자들은 이어캔들이 가져다주는 안정감, 따뜻함 그리고 귀와 코, 목이 시원해지며 머리가 맑아져서 좋다고들 말한다.

질환은 오래된 스트레스로 인해 형성되는 경우가 많다. 스트레스가 쌓였을 때 암과 같은 신체적 장애가 나타난다. 자연치유라 함은 우리의 마음과 육체가 자연스런 균형을 이룰 수 있도록 보조하고 유지시켜 주는 것이다. 이런 효과를 얻기 위해 부정적인 영향을 없애고 독소가 쌓이는 것을 막고 면역기능을 강화시키고 배출을 증가시켜야 한다. 이런 점에서 이어캔들은 기를 불어넣어주고 전반적인 면역기능을 높이고 림프 배농을 통해 정화작용이 늘면서 건강을 유지할 수 있도록 돕는다('Ear candling and cancer therapy' by Patrick Quanten & Greg Webb).

최근 연구를 통해 이어캔들은 두뇌의 전기적 활동에 변화를 야기시켜 후두부에서 알파파를 증폭시키는 것으로 입증되었다. 도쿄 대학의 가사마쓰 박사와 히라이 박사에 의한 실험에서 참선 중인 선종불교의 수도승에게서도 마찬가지로 알파파가 다량 발산하는 것을 감지했던 것과 비교될 수 있다. 알파파가 증폭되었을 때 행복 호르몬인 세라토닌이 증가되어 안정감과 집중력을 얻고 우울증이나 스트레스 감소에 도움이 된다.

고령화가 될수록 그 만큼 암 발생률도 높고, 의학이 발달되면서 완치 확률 역시 높아지고 있다. 그러나 암 병력이 있었던 환자는 정상인과 비교시 더 많은 스트레스를 받을 수도 있다. 이어캔들은 스트레스를 줄여 주고 마음의 평화와 휴식을 주어 건강한 삶의 유지에 도움을 준다. 이런 점에서 이어캔들을 이용하여 내면관리(inner therapy)를 해주는 스파가 새로운 블루오션이 될 것이며, 시니어 스파를 위한 특화된 프로그램도 성장할 것으로 예상된다.

유용 효과
- 스트레스 완화
- 이명 현상 완화
- 감퇴되는 청각과 후각의 개선에 도움
- 면역기능 강화
- 불면증 및 신경과민
- 두통 및 편두통

임신 · 산후 케어

임산부는 아이들보다 더 신경써야 한다. 이어캔들의 구성성분에 따라 임산부에게 금지되는 성분이 있을 수 있기 때문이다. 그러나 바이오썬 이어캔들의 경우 전체 캔들 무게당 에센셜 오일 함량이 미량 함유돼 있어 제조사에서는 임산부에게 금기하고 있지 않다. 그래도 불안하다면 임신 초기 3개월간은 사용을 금기하고 나머지 기간 동안은 사용할 수 있다.

임신기간 동안 산모는 합성화약약물을 가급적 멀리해야 하며, 바이러스성 감기로부터도 스스로를 보호해야 한다. 그 외에도 임산부는 임신과 연관된 스트레스와 불안, 피로, 불면증, 체액정체 등을 겪게 되는데, 이때 이어캔들은 산모에게 화학적인 영양을 주지 않으면서 물리적인 요법으로 도움을 줄 수 있다.

이어캔들 시술 후 키네올로지 근육을 테스트한 결과 백혈구 기능뿐 아니라 면역시스템이 놀라울 정도로 개선되었다(Patrick Quanten & Greg Webb의 Ear candling and cancer therapy). 감기가 유행인 계절에 주 1회 정도 주기적으로 관리하여 면역기능을 높일 수 있으며, 감기 증상으로 오는 가벼운 열에서부터 코막힘, 비염, 후두염에 이르기까지 각종 호흡기 감염에 항염 작용을 해 약물 복용 없이도 감기를 이겨낼 수 있다. 이어캔들과 함께 유칼립투스 라디에타, 레몬, 라벤더와 같은 에센셜 오일을 방 안에 발향시켜 주면 공기정화는 물론 감기감염을 예방할 수 있다.

이어캔들을 귀에 꽂고 지글거리며 타는 소리를 듣다 보면 마음이 한곳으로 모아지면서 깊은 이완을 경험하게 된다. 이런 상태에 이르렀을 때 알파파가 후두부에서 증폭하게 되는데, 이때 행복 호르몬인 세라토닌이 생성된다. 세라토닌은 산후 우울증 치료에 효과적이다. 산후 우울증은 출산 후 3~10일경에 발생하는 우울증상으로 짜증이 많아지고 무력감, 우울함이 동반된다. 특히 산후 우울증을 앓고 있는 어머니 밑에서 자란 아이의 경우 실제로 발달 자체가 늦으며, 정서적으로 불안정하기 때문에 육체적으로는 성장할지라도 사회적으로는 멈춰 있는 경우가 있다.

태아의 성격은 어머니의 정서적 메시지에 의해 형성되며, 임신 후기에는 청각, 촉각, 미각의 학습이 가능하다고 한다. 이어캔들을 통한 어머니의 안정된 건강 상태는 아이를 위한 이상적인 태교가 될 것이다.

유용 효과
- 면역 강화
- 림프 및 혈액순환 강화로 체액정체 개선
- 임신 불안과 스트레스, 산후 우울증 개선
- 불면증 개선

미용·스파 케어

요즘 미용과 스파에서 가장 인기 있는 트리트먼트는 단연 스트레스 관리이다. 사람들은 스트레스로 인한 목과 어깨 결림, 두통, 불면, 긴장, 집중력 저하, 피부 트러블, 비만 등을 호소한다. 특히 스파나 피부미용 샵에 남성고객이 늘어나면서 이와 같은 스트레스 케어 트리트먼트가 주요 메뉴로 부상하고 있다.

전통요법으로 내려오던 이어캔들이 산업화된 지 약 30년 정도 경과되었다. 유럽에서는 먼저 자연치료사와 물리치료사들에 의해 이비인후 개선에 효과가 있다는 것이 밝혀지면서 임상에 성공적으로 적용하기 시작했다. 그 후 이어캔들이 갖는 스트레스 완화 효과는 요즘 트렌드인 웰빙 또는 웰니스 컨셉에 부합이 되면서 지중해 연안의 호텔 스파와 메디컬 스파 등에서 활발하게 적용되었고, 이어캔들의 대중화에 이르게 되었다. 이는 이어캔들을 활용한 이어테라피라는 신종

어가 나온 계기가 되었다.

이어캔들의 신경정신과적 효과는 피부와 바디 관리의 각종 프로그램과 잘 어울리고, 상승효과 또한 높게 나타난다. 미용적 측면에서 바라보는 이어캔들의 가장 특징적인 효과라면 림프순환 촉진에 따른 독소배출, 체액정체완화, 부종개선 등을 예로 들 수 있다. 이어캔들 적용 직후 마치 눈사람이 햇볕에 녹듯이 귀 주변의 목과 얼굴라인, 어깨 등이 편안해지고 안정감을 찾는 것을 볼 수 있다.

이와 같은 림프순환 촉진 효과는 얼굴을 비롯한 목과 어깨에 스트레스로 정체된 독소를 제거해주고 면역기능을 강화시켜주는 효과를 기대할 수 있다. 또한 이어캔들의 국부적인 열과 테라피스트의 따뜻한 손길은 혈액순환을 촉진시켜 세포의 산소와 영양공급 개선을 통해 노화개선에 도움을 줄 수 있다.

개인적으로 이어캔들 적용 직후 볼 윤곽이 부드럽고 날씬해 보이는 것을 경험했다. 이어캔들에 의해 증가된 공기압에 의해 윗볼이 도톰해 보이면서 좀더 입체적으로 보이는 경향을 나타낸다. 물론 일시적인 현상이겠지만 예뻐 보이고 싶은 결혼식, 졸업식, 취업인터뷰와 같은 장소에 나가기 전에 이어캔들로 관리한다면 효과를 볼 수 있는 것이다. 특정한 날의 긴장으로 인한 두통 또는 불안으로 얼굴에 드리워진 그림자를 이어캔들로 정화할 수 있는 방편으로도 권할 만하다.

이어캔들은 내분비계와 뇌신경의 에너지 파장에 긍정적인 영향을 미쳐 전반적인 조화와 균형을 가져온다. 이어캔들 적용 후 우리는 마치 보다 더 유능해진 듯한 느낌과 이완을 경험하고, 희망으로 가득 차게 된다. 따라서 특정한 날에 대한 긴장과 스트레스, 불안 등으로 얼굴에 드리워진 그림자를 이어캔들로 정화할 수 있는 방편으로도 권해보고 싶다. 이런 점에서 이어캔들은 부작용 없는 내면의 성형이라고 말할 수 있다.

유용 효과
- 스트레스 관리
- 독소배출
- 안색정화 및 노화개선
- 면역기능 강화에 따른 건강개선

이어캔들에 대한 나의 느낌과 경험

글 : Gudrun Lüdtke / 독일

칙칙하고 흐린 날씨로 우울하게 기억되는 11월 어느 날 베를카스텔쿠스에 있는 한 워크샵을 기회로 나는 금숙 아담스와 함께 아주 기분 좋은 이어캔들 테라피의 효과를 알게 되었다.

먼저 이어캔들의 전문적인 사용법과 효과에 대한 설명을 들은 후 내게 가장 편안한 쪽으로 누운 후 가져간 따뜻한 담요를 덮고서 이완을 가져올 수 있는 부드러운 두피 마사지를 받았다. 내 왼쪽 귀에 첫 번째 이어캔들을 꽂은 다음 불을 붙인 후 그 초가 빨간선에 이를 때까지 이어캔들을 시술받았다. 긴장완화에 효과적인 인디언 배경음악 역시 이완을 가져왔고, 많은 생각으로부터도 나를 자유롭게 해주었다.

긴장이 완전히 풀린 채로 이어캔들이 연소되는 과정에서 발생하는 바스락거리며 '쉬' 하는 소리를 만끽하면서 부드럽고 기분 좋은 따뜻함과 균형을 경험하게 되었다. 동시에 이어캔들에서 퍼져나오는 꿀향기와 허브향이 내 마음을 더욱 편안하게 하면서 긍정적인 영향을 주었다. 머리가 맑아지면서 비강, 귀, 코, 인두강 등이 뚫리며 순환이 잘되었고, 압박감에서 해방되는 것을 느꼈다. 그 다음에 오른쪽 두피 마사지를 받고 나서 왼쪽처럼 똑 같이 진행되었다.

마무리 단계에서 다시 시원하고 부드럽고 기분 좋은 머리 마사지가 이어졌고, 먼지를 털어버리듯 팔과 다리를 따라 쓸어내리는 에너지 마사지를 받았다. 이어캔들 후 약 15분간 몸을 똑바로 한 자세로 편안히 누워서 쉰 다음 일어났을 때 기운이 새롭게 솟는 듯한 느낌을 얻었다. 특히 귀가 잘 들리며 기 순환이 활발해지면서 정체된 육체에서 해방되는 상쾌한 기분을 느낄 수 있었다. 그날 밤 다른 날과 달리 깊은 숙면을 취할 수 있었고 완전한 활기를 되찾았다.

의학적으로 치료효과를 인정받고 있는 바이오썬 이어캔들에 대한 나의 느낌과 경험을 알리고자 이 글을 써본다.

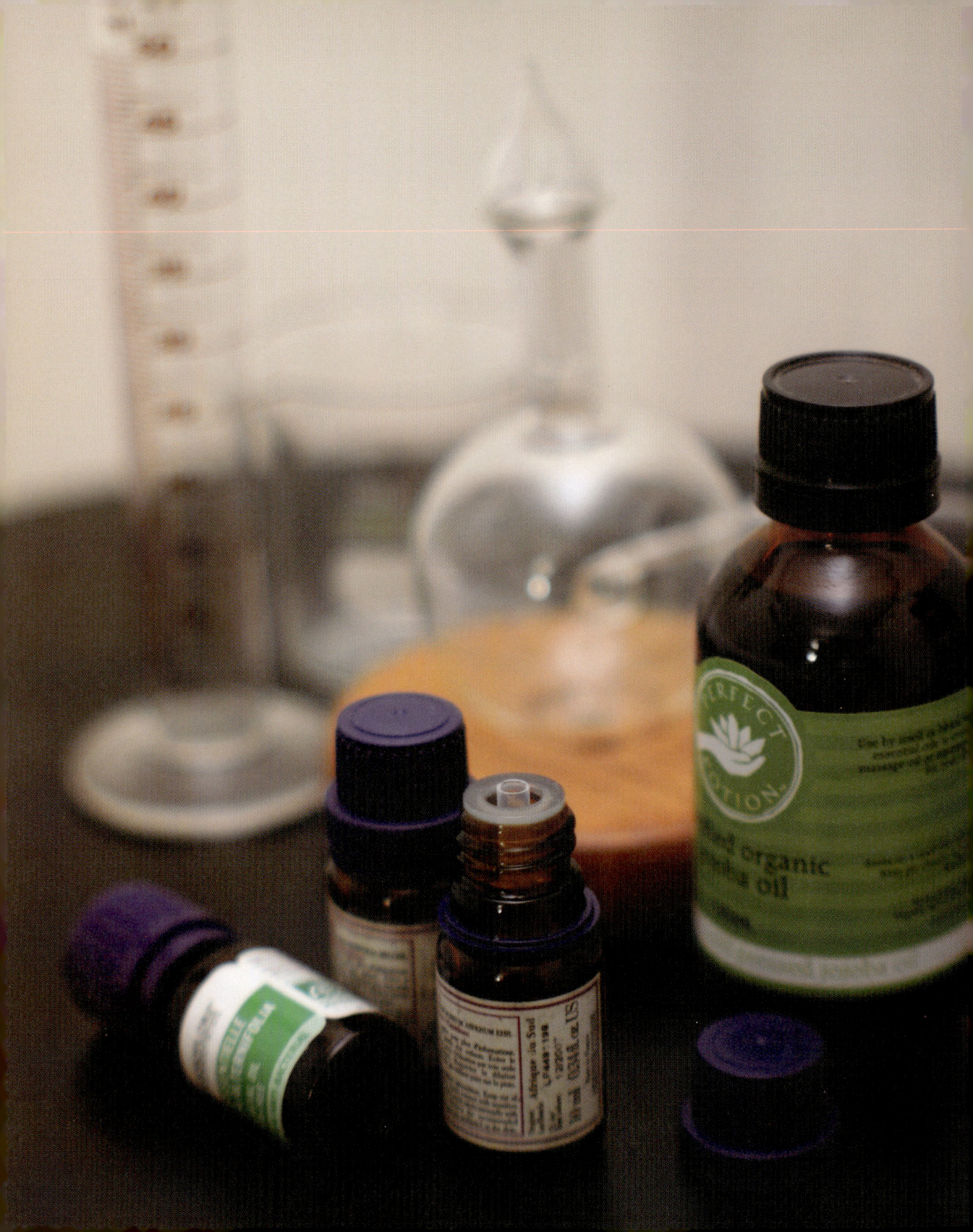

PART 5
이어캔들과 함께하는 기타 요법

아로마테라피는 후각과 촉각이라는 감각기관을 이용하는 아주 유쾌한 테라피이다. 또한 에센셜 오일에 따라 항박테리아 작용 및 혈액순환촉진과 같은 신체적 효과뿐만 아니라 심리치료 효과가 있어 스트레스 이완과 우울증, 불면증 등에도 좋다.

- 아로마테라피
- 귀반사 요법
- 인디언헤드 마사지
- 폴라러티 요법
- 두개천골 요법

아로마테라피

"아로마테라피(Aromatherapy)는 후각과 촉각이라는 감각기관을 이용하는 아주 유쾌한 테라피이다. 또한 에센셜 오일에 따라 항박테리아 작용 및 혈액순환촉진과 같은 신체적 효과뿐만 아니라 심리치료 효과가 있어 스트레스 이완과 우울증, 불면증 등에도 좋다. 이어캔들과 함께 사용했을 때 최상의 효과를 누릴 수 있으며 무엇보다도 입체적 테라피(Multi Dimensional Therapy)를 할 수 있다는 것이 장점이다."

아로마테라피란 식물에서 추출한 향기를 지닌 에센셜 오일을 치료 목적으로 사용하여 신체적, 심리적 행복(웰빙)을 얻기 위한 것이라고 말할 수 있다. 그러나 아로마테라피를 단지 향을 맡는 것만으로 효과를 얻는 것으로 알고 있다면 잘못된 상식이다. 아로마테라피가 갖고 있는 다양한 효과를 누리기 위해서는 단지 향을 맡는 것 이상으로 호흡기를 통한 흡입, 피부를 통한 흡수와 같은 다양한 방법 중 가장 효과적이며, 안전한 방법을 사용해야 한다. 아로마테라피를 사용하는 목적에 따라 아로마테라피에 대한 정의가 달라지는데, 그 사용 목적에 따라 의료적(Medical) 테라피와 미적(Aesthetic) 테라피 등으로 나뉜다.

홀리스틱 아로마테라피

테라피스트는 아로마테라피를 사용하여 환자의 마음과 육체, 영혼에 모두 관여한다. 정통의학에 대한 보완요법으로 환자의 질병을 직접 치료한다기보다는 그들이 치료받고 있는 정통의학을 옆에서 보조해주고 도움을 주는 것으로 정의할 수 있다. 따라서 전인주의(Holistic) 테라피스트들은 환자의 신체적인 측면뿐만 아니라 생활습관, 식습관, 병력, 정서적·정신적 상태 등을 고려하여 환자의 전반적인 건강에 도움을 준다.

메디컬 아로마테라피

에센셜 오일의 약리성분을 화학적으로 분석하여 임상적으로 사용하는 아로마테라피이다. 전통적으로 프랑스에서 발전시킨 메디컬(Medical) 아로마테라피는 전문의료지식이 있는 의사들에 한해서 처방된다. 따라서 홀리스틱 아로마테라피나 에스테틱(Esthetic) 아로마테라피와 달리 에센셜 오일을 캡슐에 담아 내복할 수 있는 방법도 사용된다.

에스테틱 아로마테라피

향수 또는 향목욕 비누, 태우는 향 등은 미적 아로마테라피의 대중적인 사용방법이다. 미적 아로마테라피가 사라진다면 세상은 아주 무미건조해질 것이다. 호스피스와 같은 완화요법에서는 메디컬적인 효과보다는 아로마 향이 가져다주는 편안함을 더 우선시한다.

사이코아로마테라피

사이코아로마테라피(Psychoaromatherapy)는 냄새 또는 향이 우리 뇌에 어떠한 영향을 미치는가에 관심을 갖는다. 특히 엔돌핀과 노르아드레날인 생성에 어떤 영향을 미치는가를 연구한다. 이와 같은 연구를 통해서 후각이 우리의 감정과 정서, 행동 등에 주는 주요 효과를 알게 되었다.
앞서 설명했듯이 여러 건강상의 문제를 없애고 행복감을 증진시키기 위해 에센셜 오일은 다양한 방법으로 사용될 수 있다.
마사지는 에센셜 오일을 피부에 적용해 몸속으로 흡수시키는 방법이다. 흡입이란 에센셜 오일 병에서 직접 향을 맡거나 오일 발향기를 이용하여 향을 맡는 것을 말한다. 목욕은 에센셜 오일을 흡입하면서 동시에 피부를 통과해 흡수할 수 있는 가장 효과적인 방법이다. 이어캔들과 함께 사용할 수 있는 아로마 사용법에 게재된 마사지 오일 블랜딩에 대해 살펴본다.

에센셜 오일을 이용한 마사지 오일 블랜딩

마사지 목적으로 에센셜 오일을 사용하려면 반드시 캐리어 오일에 희석하여 사용해야 한다. 캐리어 오일이란 대부분 식물성 오일을 말한다. 식물성 오일의 가격과 마사지 목적에 따라 오일 선택을 다양하게 할 수 있다.

예를 들어 피시술자의 피부가 건조해 보인다면 냉압착으로 추출한 아보카도 오일을 선택할 수 있으며 노화로 피부 주름을 걱정한다면 로즈힙과 윗점 오일을 고를 수 있다. 만일 피시술자의 피부가 예민해 보인다면 호호바와 이브닝 프라임로즈 오일을 혼합하여 베이스 오일로 사용할 수 있다.

식물성 오일 대비 에센셜 오일을 넣는 비율은 약 1~3% 정도이다. 대체로 에센셜 오일 1ml를 20방울로 본다. 그러나 1ml에 해당되는 에센셜 오일 방울 수는 중간 드로퍼의 크기와 에센셜 오일의 중량에 따라 다를 수 있다.

바디 오일로 적합한 3% 마사지 오일을 블랜딩할 경우 들어가는 에센셜 오일
- 캐리어 오일 100ml: 에센셜 오일 3ml를 추가한다. (또는 에센셜 오일 60방울 (3×20방울))
- 캐리어 오일 50ml: 에센셜 오일 1.5ml를 추가한다. (또는 에센셜 오일 30방울 (1.5×20방울))

한 개 이상의 에센셜 오일을 넣어 마사지 오일을 만들고자 한다면 희석비율은 에센셜 오일을 넣을 수 있는 총량을 말한다. 즉 100ml에 3% 에센셜 오일을 넣고자 한다면 에센셜 오일 60방울 총량에서 사용하고자 하는 에센셜 오일을 방울 수로 분배하여 넣어야지 총 60방울을 넘으면 안 된다.

얼굴에 사용할 수 있는 페이셜 오일 1%를 블랜딩할 경우
- 캐리어 오일 100ml에 에센셜 오일 1ml, 즉 20방울을 추가한다.
- 캐리어 오일 50ml에 에센셜 오일 0.5ml, 즉 10방울을 추가한다.

마사지는 순환장애, 소화 문제, 체액정체, 두통, 불면증, 생리통, 근골격계 문제, 신경성 긴장 등에 도움을 줄 수 있다.

캐리어 오일의 양에 따른 에센셜 오일의 농도

구분	10ml	20ml	30ml	40ml	50ml	100ml
1%	2방울	4방울	5방울	6방울	10방울	20방울
2%	4방울	8방울	10방울	12방울	20방울	40방울
2.5%	5방울	10방울	12방울	15방울	25방울	50방울
3%	6방울	12방울	15방울	18방울	30방울	60방울
5%	10방울	20방울	25방울	30방울	50방울	100방울

에센셜 오일 1ml = 20방울 기준

귀반사 요법

"이어캔들의 유용한 효과 중의 하나는 제2의 인체라고 부를 정도로 다양한 반응점들이 분포해 있어 전신에 자극 효과를 준다는 점이다. 그 외로도 특별한 지식 없이도 엄지와 검지를 이용하여 부드럽게 마사지해줌으로써 정서적으로 안정감을 얻고 행복한 느낌을 가져와 건강을 돕는다는 점에서 이어캔들과 함께 적용할 수 있다는 것이 귀반사요법의 장점이다."

귀반사 요법(Ear Reflexology)은 서양을 비롯하여 동양의 대체요법사들 사이에 급속도로 성장하는 테라피 중의 하나이다. 손반사요법과 같이 귀반사요법은 즉시 적용하여 효과를 볼 수 있다. 귀반사요법의 역사는 3,000년에서 4,000년 전의 중국과 이집트에서 치료적 방법으로 사용되었다는 사실을 찾아볼 수 있다. 귀반사요법은 인체 특정 부위에 해당하는 귀의 부위를 자극하여 치료적 효과를 얻거나 혹은 인체의 특정 부위에 해당되는 귀에 나타나는 이상반응을 통해 질병을 진단할 수 있다. 모든 귀는 독특하다. 심지어 동일인물의 양쪽 귀 역시 서로 같지 않다. 마치 손의 지문처럼 귀는 우리 내부의 특성을 나타내고 있다. 1990년도 중국 의료진들의 선구적인 노력 끝에 WHO로부터 91개의 반응점에 대한 인정을 받았으며, 현재까지 밝혀진 반응점은 2백개가 넘는 것으로 알려져 있다.

귀 반사요법은 부드러운 귀 마사지, 또는 귀를 자극해줄 수 있는 티침, 이침 또는 기석 부착을 통해 즉각적인 통증완화를 가져올 수 있다. 이외에도 감염을 줄이고 혈압을 낮추고 호르몬 균형을 가져온다. 한의학에서 바라볼 때 귀는 신장과 연관되어 우리의 체질적인 힘을 나타낸다.

귀 반사요법의 장점
- 경락을 활성화한다.
- 내부 장기를 자극한다.
- 전반적으로 순환 개선효과를 나타낸다.
- 림프 순환을 돕는다.
- 깊은 이완을 유도한다.
- 뇌를 자극한다.
- 면역기능개선을 통해 예방의학에 도움을 준다.

귀 마사지

귀 전체 누르기
양 귀를 지긋이 누르는데 하나, 둘, 셋하며 누르고 둘, 둘 셋하며 뗀다. 이렇게 약 7회 정도 반복하면 귀가 맑아지고 머리의 혈액순환이 좋아져 눈 또한 맑아지게 된다.

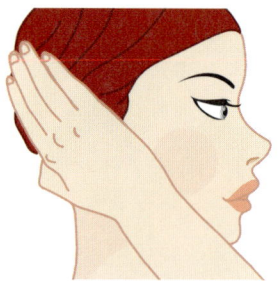

귀 전체 누르기

귀 마찰하기
검지와 중지를 이용해서 귀 뒤와 앞을 동시에 마찰하는 방법이다. 10회씩 2~3회를 반복한다. 머리끝에서 발끝까지 활발하게 기가 통하게 해주는 방법으로 청력 저하를 줄여주고 이명에도 효과가 있다. 이 운동은 귀에 있는 여러 개의 반사구를 자극해 굳었던 근육을 이완시켜 몸을 편안하게 해주는 원리이다. 귀에 소리가 나는 이명증을 앓고 있거나 소음이 많은 환경에서 일하거나, 비행기를 자주 타고, 고층 빌딩에서 근무하는 경우에는 자주 해줄수록 귀를 보호하는 좋은 운동요법이다.

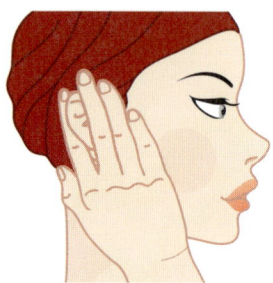

귀 마찰하기

귀 당기기
귀의 가장자리에 있는 Y자 연골을 상, 중, 하로 삼등분하여 차례로 지긋이 당겼다 놓기를 반복한다. 시원한 느낌이 나도록 당겨주는 것이 핵심이다. 이 운동은 소화를 돕고, 피로를 풀어주며, 근골격계의 통증과 엘러지 질환 등에 효과가 있다.

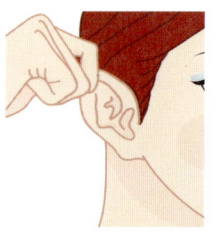 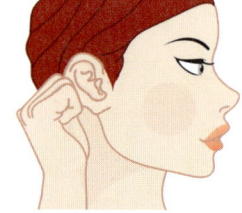

귀 당기기

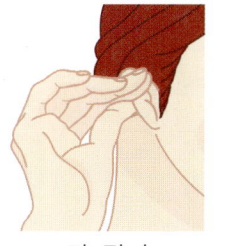 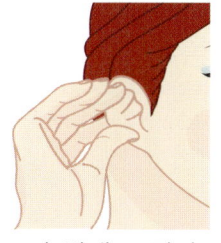

귀 접기 　　　　 귀 반대로 접기

귀 접기

귀를 부드럽게 반으로 접은 채로 어루만진 후 다시 그 반대로 접는 척추를 유연하게 해주는 효과가 있다. 주의할 사항은 처음부터 세게 접으면 아플 수 있고 연골을 다칠 수 있으므로 부드럽게 다룬다.

대이륜과 소화기, 심폐기능 자극 마사지

① 척추(Y자 연골의 몸체와 상각)를 손바닥으로 원형을 그으며 마사지한 후 ② 입, 식도, 분문, 위, 소장, 대장, 항문 순으로 쓸어준다.
③ 생식기 지역을 손가락으로 마사지한 후 ④ 심폐 부위를 마사지 한 후 내분비 쪽으로 빼준다.

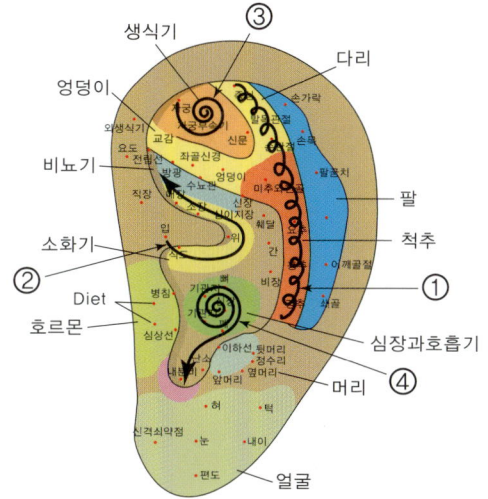

대이륜과 소화기·심폐기능 자극마사지

귓불 누르기

귓불은 세로 3등분하여 다시 가로 3등분하여 지압해준다. 귓불은 얼굴에 해당하는 반사구역으로 얼굴이 작아지기를 원하거나, 여드름이나 트러블을 해결하고 싶은 경우에 규칙적으로 반복하면 좋다.

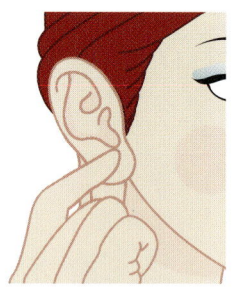

귀불 누르기

귀 상하로 돌리기

귀 전체를 지긋이 잡고 천천히 앞으로 뒤로 천천히 3회씩 돌려준다. 이 운동은 거동이 불편해 운동이 부족한 환자들에게 큰 도움이 된다. 귀를 돌리는 것만으로도 온몸체조를 한 것과 같은 효과가 있다.

귀 쓰다듬기

귀를 가볍게 쓰다듬어 준 후 마무리 한다.

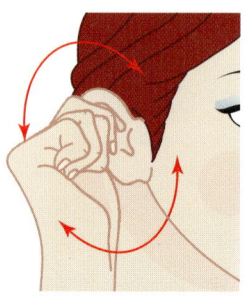

귀 상하로 돌리기

귀 마사지는 다른 반사요법보다도 귀의 경혈과 반사구를 힘들이지 않고 자극할 수 있어서 편리하고 간단한 자극을 주었을 뿐인데도 온몸을 마찰한 것 같이 손발이 따뜻해지고 기혈 소통이 원활해진다.

귀 마사지를 할 때 전체적인 순서나 방법은 완벽하게 외울 필요가 없지만 규칙적으로 하는 것이 중요하다. 더 많은 시간과 정성을 들일수록 확실한 효과를 경험하게 될 것이다.

인디언헤드 마사지

필자는 2007년 9월 인도 아유르베딕 닥터의 인디언헤드 마사지 교육을 통역하면서 인디언 헤드 마사지를 첫 경험했다. 긴장과 스트레스로 두통과 목, 어깨 통증을 호소하는 현대인들에게 인디언 헤드 마사지는 사막의 오아시스 같은 느낌을 줬다. 헤드 마사지는 스트레스성 탈모를 호소하는 경우 두피 전역에 혈액순환을 촉진시킨다. 함께 사용하는 아로마와 식물성 오일 역시 모근(毛根)의 건강을 돕고 모발의 성장을 도와준다. 귀에 적용하는 이어캔들과 함께 헤드스파의 인기 메뉴이기에 소개한다.

인디언헤드 마사지

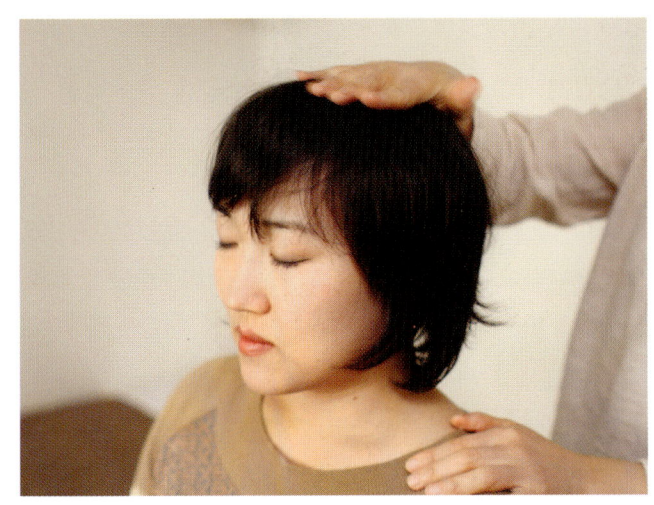

인디언헤드 마사지

인도어로 참피(Champi)라고 부르는 인디언헤드 마사지는 4000년 역사를 지닌 인도 전통 의학, 아유르베다에서 시작되었다고 볼 수 있다. 인디언헤드 마사지는 손바닥을 이용하여 문지르거나 손가락을 이용하여 두드리는 요법으로 오일을 사용할 수도 있고 사용하지 않을 수도 있다. 두통, 편두통, 불면증, 스트레스, 정신질환이 있는 사람들에게 이완을 줄 수 있는 요법이다. 신경계 질환, 마비, 중풍, 기억상실, 고혈압과 같은 질환에 도움을 준다.

두피와 머리를 따뜻한 오일로 마사지하는 것은 모발 성장을 촉진시킬 수 있는 최고의 방법이다. 이때 사용되는 아유르베딕 오일은 마사지 효과를 증대시킬 수 있을 뿐만 아니라 모발에 좋은 허브 성분을 함유하고 있기에 약리작용을 함께한다. 아유르베딕 오일은 세서미나 올리브와 같은 식물성 오일에 다양한 허브를 넣어 우려는 내는 방법으로 얻는다. 이 전통적인 방법은 한국에서 쉽게 사용할 수 없기에 필자는 모발과 두피에 좋은 로즈메리, 일랑일랑, 라벤더, 클라리 세이지,

시다우드와 같은 아로마를 식물성 오일에 블랜딩해서 사용할 것을 권장하고 싶다.

마사지 오일은 모발과 바디 타입에 맞게 조정할 수 있다. 만일 피시술자가 바타(Vata) 모발(얇고, 건조하고, 곱슬곱슬하며, 끝이 갈라지는)이라면 베이스 오일로 아몬드 또는 세서미 오일을 선택한다. 이런 오일들은 두피에 충분한 영양을 주며 두피에 딱딱하고 뻣뻣함을 줄여주는 데 도움을 준다.

고객의 모발이 피타(Pitta) 모발(조기노화로 얇아지거나 또는 백발화될 수 있는 섬세한 모발) 이라면 시원한 코코넛 오일이 이상적인 선택이다. 코코넛은 피타 타입을 진정시키는 것으로써 코코넛 오일 마사지는 피타 도샤(Pitta dosha)로 악화된 모발 문제를 억제할 수 있다. 고객이 카파(Kapha) 모발(두껍고 기름진)인 경우 세서미 또는 오일리브 오일을 선택할 수 있다. 올리브 오일은 정화효과를 갖고 있어 모공을 열어주는 효과를 지닌다.

주먹을 쥔 두 손을 이용하여 머리 전체를 부드럽게 두드려 준다. 이 동작은 순환을 촉진하며 신경계를 긴장시켜 준다. 그 다음은 손가락을 이용하여 두피를 따라 문질러 준 후 모발을 조금씩 당겨 근육의 긴장을 푸는 데 도움을 준다.

모발 적용 후 최소 30~60분 정도 두며 가능하면 더 길게 둔다. 모발에 컨디셔닝 효과와 유연효과를 주기 위해 뜨거운 물에 적셔 물기를 꽉 짠 타월을 모발 전체에 둘러줘도 좋다. 오일을 적용한 밤 동안에도 샴푸하지 않은 채 그냥 두는 것이 좋으나 이부자리가 오일에 묻지 않도록 베개에 두꺼운 타월을 깔아준다. 아침에 천연의 순한 샴푸를 이용하여 모발을 깨끗하게 감는다.

두피와 모발 마사지는 두피를 촉진시키고 모근과 모발에 영양을 주며 동시에 정신적 피로를 풀며, 머리를 맑게 하고 집중력을 높이며 정서적 균형을 가져온다. 느리며 섬세한 마사지 동작은 이완을 주는 반면 힘찬 마사지 동작은 에너지와 순환을 증가시키는데 도움을 준다. 식물성 오일에 추가한 허브 추출물은 모발 건강과 성장에 유효한 효과를 준다. 게다가 허브와 함께 아로마 향은 마음의 평정을 가져오며 숙면을 유도한다. 기억력 또한 높아지고 정서적 밸런스를 가져오며 매일매일의 스트레스를 잘 견딜 수 있도록 돕는다.

작은 그릇에 오일을 붓고 중탕하여 가온한다. 필요에 따라서 모발을 분할하면서 손끝을 이용하여 두피 전체를 조금씩 적용해 간다. 두피에 오일 적용은 샴푸하는 것처럼 원형을 그리며, 두피 전체를 바른다. 항상 정수리에서 양 귀로 다시 후두부에서 목 뒤로 내려가는 동작으로 한다.

폴라러티 요법

이어캔들을 고객에게 적용할 때 가장 적합한 마사지가 뭘까 고민을 하던 중에 'Aromatherapy & Subtle Energy Techniques(Joni Keim Loughran & Ruah Bull)'라는 저서를 통해 폴라러티 요법을 접하게 되었다. 폴라러티 요법에서 사용하는 바디워크 요법은 에너지를 다루는 테크닉으로 이어캔들과 같은 섬세한 테라피와 잘 어울리며 기 순환과 소통에 도움을 준다.

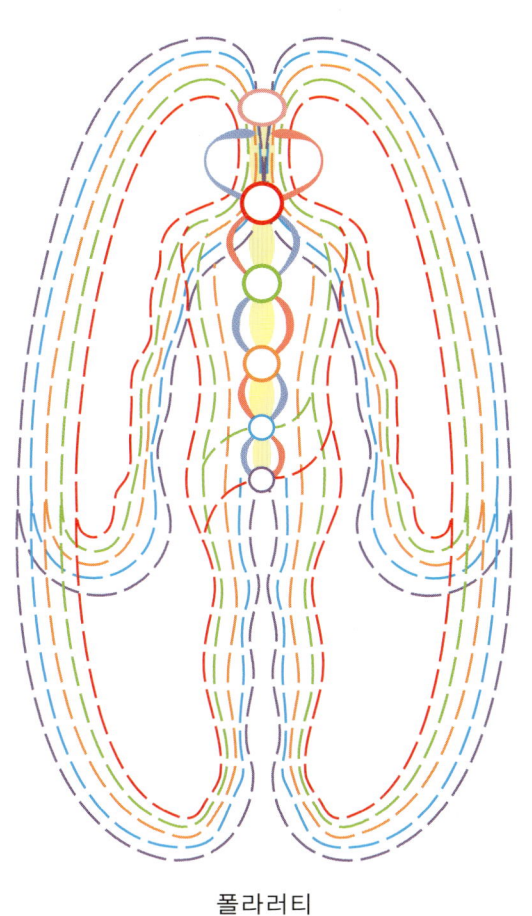

폴라러티

폴라러티 요법이란

폴라러티 요법(Polarity Therapy)에 따르면 신체적, 심리적 그리고 영혼의 행복은 우리 육체 주위를 순환하는 라이프 에너지에 달려 있다. 이 에너지는 중국 전통의학에서의 '氣' 그리고 아유르베다에서의 'prana'와 유사하며 양극과 음극 사이를 흐르는 움직임이라고도 말한다. 이 에너지 순환의 중단은 통증과 병을 야기시킨다고 보고 있으며 치료사들은 바디워크, 식이요법, 운동, 자기의식 상담을 통해서 순환 회복이나 균형을 가져와 육체가 직접 또는 자연스럽게 치유할 수 있도록 돕는다.

폴라러티 요법은 랜돌프 스톤 박사(Dr. Randolph Stone)에 의해서 설립된 폭넓은 건강 시스템이다. 오스트리아 태생인 스톤 박사는 미국에서 자연치료사, 정골요법사, 카이프락터로 활동했다. 그는 많은 시간을 동서양의 건강에 대한 개념에 대하여 연구하였고, 연구를 통해서 인간의 에너지 영역은 터치와 영양, 움직임, 소리, 태도, 관계, 삶의 경험, 상처, 그리고 환경적 요소에 영향을 받는다는 결론을 내렸다. 또한 두개천골요법의 많은 테크닉을 개척하였다.

폴라러티 요법의 작용 원리

육체는 전자기 에너지 영역 시스템으로 간주할 수 있다. 그 시스템 안에서 서로 반대되는 음극과 양극이 서로 끌어당기는 중립 영역을 통하여 계속적으로 라이프 에너지를 움직이도록 한다. 머리와 육체의 오른편은 양극(북극)을 대표하며 발과 육체의 왼편은 음극(남극)을 대표한다. 척추를 따라 몸 중앙은 중립적이며 아유르베딕 차크라와 상응하는 5개 에너지 센터를 가지고 있다. 폴라러티 요법은 정신적·정서적 건강뿐만 아니라 신경계, 근골격계, 심장혈관계, 호흡기, 부인과, 소화기와 같이 다양한 분야에 작용하는 것으로 알려져 있다.

폴라러티 요법은 편두통, 임신, 산후케어, 생리전 증후군, 폐경기질환, 스트레스, 엘러지, 소화질환(과민성장증후군과 같은), 요통, 관절염, 피곤(만성피로증후군을 포함한) 등에 특히 유용하다. 60~90분 정도 진행되는 폴라러티 요법은 병력과 생활습관에 대한 질문으로 시작한다. 치료사의 터치는 육체의 의식과 균형을 회복하기 위해 부드럽게 터치한다(중립적). 피시술자의 몸을 쓰다듬거나, 잡거나, 흔드는 중간 강도(양극)로 에너지를 자극할 수도 있으며, 혹은 단단한 강도(음극)로 막힌 에너지를 풀어주는 딥티슈 마사지법을 사용할 수 있다.

폴라러티 요법의 결과는 아주 깊은 이완에서부터 에너지 정체가 풀리면서 슬픔을 느끼거나 분노를 폭발시키는 등 다양하다. 폴라러티 치료사는 바디워크 외에도 건강을 유지하기 위해 필요한 스트레칭 방법과 몸의 정화를 가져올 수 있는 식이요법 등을 안내해준다.

마사지 테크닉

부드럽고 사려 깊은 터치는 피시술자들에게 크나큰 도움을 준다. 아래에 소개되는 기본적인 손의 위치는 간단하지만 강력하다. 또한 상응하는 에센셜 오일을 함께 적용했을 때 상승효과를 얻을 수 있다. 모든 테크닉 포지션에서는 의식을 명료하게 하고 집중하게 하는 데 도움이 될 수 있는 연상법이 안내되어 있다. 각 테크닉에 걸리는 시간은 직접 실습하면서 적당하게 조절하도록 한다.

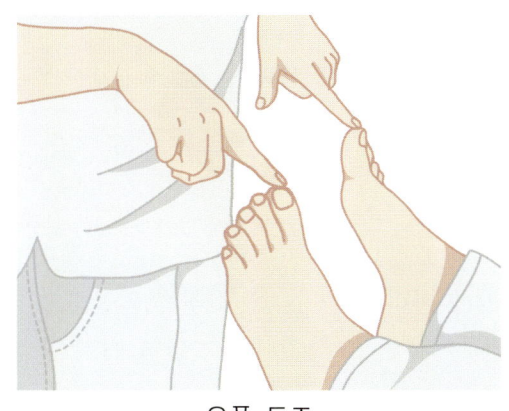

오픈 토즈

오픈 토즈 · 클로즈 토즈

발은 7가지 주요 차크라 센터들과 반응하는 부위이다. 엄지발가락은 첫 번째 에너지 센터(베이스 차크라)와 연결되어 있으며, 새끼발가락은 제7번과 제 6번 에너지 센터(크라운 차크라와 제3의 눈 차크라)와 연결되어 있다. 그 나머지 발가락은 남은 차크라와 연결되어 있다고 본다. 오픈 토즈(Open Toes) 테크닉은 엄지발가락에서 새끼발가락으로 이동하면서 각각 에너지 센터를 열어줘 치유적인 에너지를 받을 수 있도록 하는 데 중요성이 있다. 클로즈 토즈(Close Toes) 테크닉은 새끼발가락에서 엄지발가락으로 이동하면서 일상 생활하기에 적합할 정도로 부드럽게 에너지 센터를 닫아준다.

오픈 토즈 테크닉은 바디워크에 들어가기 전에 오프닝 테크닉으로 사용할 수 있다. 먼저 검지손가락 끝을 고객의 엄지발가락 위에 올려놓는다. 약 5초에서 10초간 머문 다음 2번째, 3번째, 4번째, 5번째 발가락으로 동시에 순차적으로 옮겨간다. 이때 베이스 차크라에서 크라운 차크라에 이르는 각 에너지 센터가 연속해서 열리는 것을 연상한다. 아름다운 꽃이 핀다거나 나비가 날개를 펴는 것을 연상하거나 혹은 각 차크라를 하얀색, 황금색 또는 그린색을 연상하는 방법도 의식을 집중하는 데 도움이 된다.

클로즈 토즈는 바디워크 마무리에서 엔딩 테크닉으로 사용할 수 있다. 검지손가락의 끝을 5번째 발가락 위에 올려놓은 후 5초에서 10초 정도 머문 다음 4번째, 3번째, 2번째 발가락으로 순차적으로 옮겨간다. 마지막으로 엄지발가락을 터치할 때 엄지와 검지손가락을 사용하여 약10초 정도 머문다. 이때 당신에게서 받은 에너지가 '최상의 상태이다'라는 의식을 보낸다. 각 에너지 센터가 마치 꽃봉오리가 닫힌다거나 나비가 날개를 접는 듯한 연상을 하면서 하얀색, 황금색 또는 그린색을 그려본다.

헤드 홀드

헤드 홀드(Head Hold) 테크닉은 이완과 균형을 가져와 스트레스와 긴장을 풀어주는 테크닉이다. 화가 나 있거나 혹은 불안한 느낌을 받은 사람들에게 도움을 줄 수 있다. 또한 목과 허리통증 감소에 도움을 준다. 피시술자가 등을 대고 누운 상태에서 머리를 3분에서 5분 정도 잡고 있는다. 이

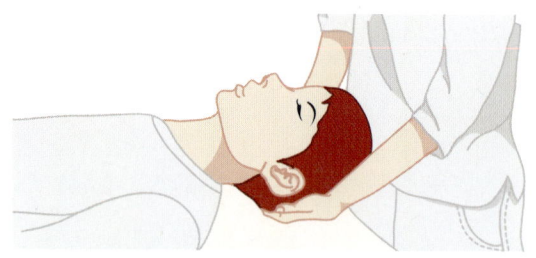

헤드 홀드

때 목을 아치형으로 만들지 않도록 주의하며 마치 베개에 머리를 올려놓은 것처럼 편안하게 머리를 붙잡고 있어야 한다. 이때 피시술자가 목 또는 척추에 손상을 입었다면 가볍게 머리 양 옆에 올려놓은 후 터치하는 정도로 하거나 혹은 2~3인치 정도만 머리를 드는 정도로 잡을 수 있다. 잠자는 아이를 잡고 있다거나 어린 동물을 손바닥 위에 올려놓은 것처럼 부드럽고 편안한 이미지를 연상한다. 하트 차크라에 공명현상을 일으킬 수 있는 장밋빛 또는 부드러운 핑크빛을 보내어 고객의 심장에 사랑과 동정이 가득할 수 있도록 한다.

포헤드 스프레드

제6번 차크라(제3의 눈)와 7번 차크라(크라운)를 연결시키는 포헤드 스프레드(Forehead Spread) 테크닉은 피시술자가 당신으로부터 치유 에너지를 받으면서 마음이 정화된다. 두통, 부비강 충혈, 눈 또는 목의 긴장과 같은 불편이 있을 때 편안함을 가져다 준다. 양 엄지를 피시술자의 헤어라인에서 2인치 뒤에 가지런히 붙여 놓은 다음 양 검지가 제3의 눈 차크라에 가까이 갈 수 있는 만큼 놓는다. 다른 손가락은 자연

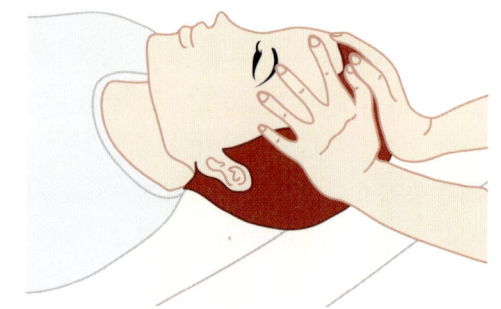

포헤드 스프레드

스럽게 이마 위에 올려놓는다. 양 손가락이 대칭을 이루며 단단하지만 부드럽게 약간의 압력을 준 상태로 1~3분 정도를 붙잡고 있는다. 만일 편두통을 앓고 있을 경우에는 적합하지 않다. 안정을 가져올 수 있는 깊은 남색을 제6번 차크라(제3의 눈)에, 그리고 라벤더색 또는 하얀색을 제7차크라에 보내는 것을 연상한다.

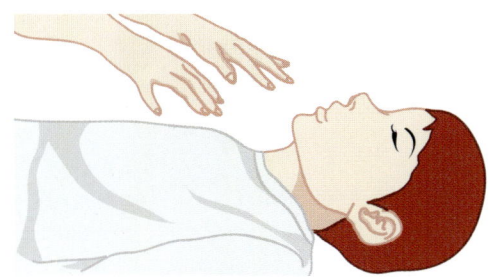

오로라 코우밍

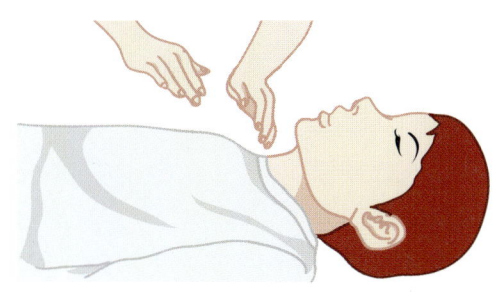

오로라 스무딩

오로라 코우밍 & 스무딩

오로라 코우밍 & 스무딩(Combing and Smoothing the Auric Field) 테크닉은 에너지 치유 테크닉으로써 많은 사람들에게 잘 알려져 있다. 거의 마무리 단계에서 피시술자의 오로라의 균형을 가져오고 바디워크 중에 풀린 독소와 같은 잔해물들을 제거하기 위하여 사용된다. 오로라 코우밍이란 피시술자의 측면에서 서서 시술자의 손을 피시술자의 몸에서 3~12인치 정도 떨어뜨린 상태로 시술자의 손가락을 피시술자의 몸에 향하도록 한다. 손가락이 마치 빗살인 것처럼 생각하며 손가락 사이로 빛이 방출된다고 상상한다. 머리에서 시작하여 발끝으로 길게 빗질을 하는 것처럼 움직여 내려온다. 발끝에서는 고객의 몸 밖으로 쓸어버린 다음 손을 털어 피시술자에게서 가져온 독소와 같은 잔여물을 땅으로 돌려보낸다.

오로라 스무딩이란 손을 가볍게 컵 모양을 만든 다음 위와 같은 동작으로 쓸어버리면서 피시술자의 오로라를 부드럽고 평탄하게 한다. 피시술자와 시술자의 손의 거리는 코우밍보다 스무딩할 때 좀 더 떨어져서 하도록 한다. 이 두 동작의 마무리 단계에서 피시술자로부터 가져온 에너지 잔유물을 땅으로 풀어버릴 수 있도록 터는 것을 잊지 말아야 한다.

코우밍할 때는 하얀색 또는 핑크 혹은 황금빛이 손가락에서 새어 나온다고 상상한다. 스무딩할 때는 컵 모양으로 한 손바닥에 하얀색, 핑크 또는 황금빛이 가득하다고 상상한다. 만일 로즈 오일을 사용한다면 붉은빛을 라벤더 오일을 사용한다면 보라빛을 생각할 수도 있다.

필링

이 테크닉은 부드럽게 에너지를 불어넣어주는 테크닉으로 피시술자가 누워 있을 수 없는 공공장소뿐만 아니라 누운 상태에서도 사용할 수 있다. 손바닥을 피시술자의 어깨 또는 발에 올려놓는다. 시술자의 발바닥에서 끌어 올린 땅의 에너지를 느끼며 4번째 차크라인 하트 차크라에 가득차 올라옴을 느낀다. 5번째 차크라인 목 차크라로 이동하여 시술자의 손을 통해 피시술자의 몸에 충만된다고 생각한다. 5분 정도 붙잡고 있다. 부드러운 붉은빛의 오렌지, 또는 태양의 노랑 빛이 손바닥에서 흘러나와 피시술자의 온 전신에 가득 찰 때까지 온몸을 순환한다고 생각한다.

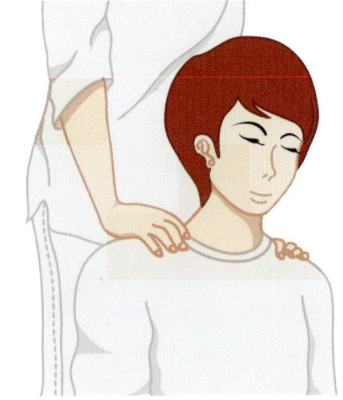

필링(Filling)

심플 홀드

주의와 관심이 필요한 부위의 양 옆 또는 앞뒤로 손을 올려놓는다. 에너지가 순환되는 느낌을 받을 때까지 한 손에서 다른 손으로 부드러운 에너지 파동을 보낸다. 만일 한 손만을 사용하거나 혹은 손을 포개어 올려놓은 경우 적용 부위가 에너지로 가득 찰 때까지 에너지를 부드럽게 보낸다. 실습을 하면서 홀드가 끝나는 시점을 알 수 있는 방법을 터득하게 된다. 심플 홀드(Simple Hold)를 받은 몇몇 사람은 이미지가 완성되는 것을 보거나 혹자는 손으로 얼얼함을 느껴 알기도 하며 혹자는 그냥 알기도 한다. 처음 시작할 때는 편안함을 느낄 만큼만 해주면 된다.

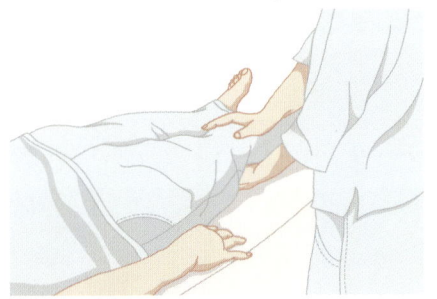

심플 홀드 Ⅰ

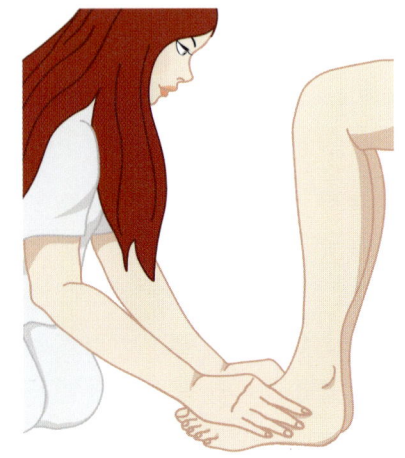

심플 홀드 Ⅱ

레이키(Reiki)이론에 바탕한 손의 위치에 따른 심플 홀드의 효과

손의 위치	효과
손을 컵 모양으로 한 후 눈 위에 올려놓는다.	근심이 풀리고 스트레스가 감소되며 이완을 느끼고 마음이 맑아진다.
관자놀이 위에 손을 올려놓는다.	걱정이 풀리고 스트레스가 감소되며 안정을 느끼며 마음이 맑아진다.
후두부에 손을 올려놓는다.	공포감과 걱정이 줄어들며 스트레스가 이완되고 행복감이 증진된다.
목 위에 손을 올려놓는다.	분노, 화, 절망감 등이 풀리고 안정감을 느낀다.
심장 부위(or 하트 차크라)에 손을 올려놓는다.	이완을 느끼고 스트레스가 감소된다.
간과 위 부위(or 태양신경총 차크라)에 손을 올려놓는다.	스트레스와 걱정이 감소되며 절망감이 풀리고 자기확신이 증가된다.
아랫배 (천골 차크라) 위에 손을 올려놓는다.	분노와 공포감이 줄고 창의성이 증가된다.
손을 컵 모양으로 한 후에 귀 위에 올려놓는다.	내·외의 정보를 수용하는 능력이 늘어난다.
발 목에 손을 올려놓는다.	긴장과 스트레스가 풀린다.
무릎 위에 손을 올려놓는다.	긴장과 스트레스가 풀리며 정서가 이완되며 관대함이 증가된다.
손목 위에 손을 올려놓는다.	긴장과 스트레스가 풀리며 창조적 표현력이 증가된다.
팔꿈치 위에 올려놓는다.	긴장과 스트레스가 풀리며 환경과 상호교류가 증가된다.
어깨 위에 올려놓는다.	긴장, 스트레스가 풀리며 의욕을 갖게 된다.
적당한 색상을 연상한다.	만일 염증이 있다면 푸른 색상을 사랑이 필요하다면 핑크 빛을 그리며, 양손 사이에 앞뒤로 움직이며 깨끗하고 밝고 강력해지는 것을 연상한다.

감정의 영향을 받는 근육의 위치

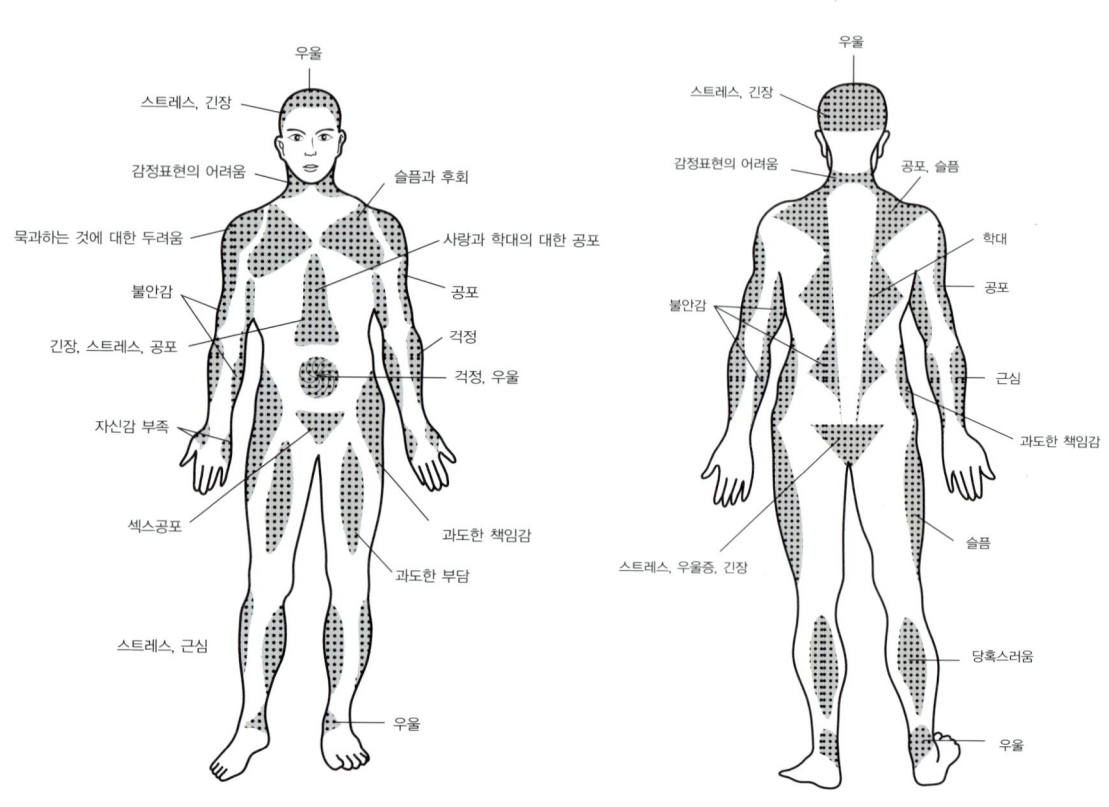

감성 근육 위치(신체 앞면)   감성 근육 위치(신체 뒷면)

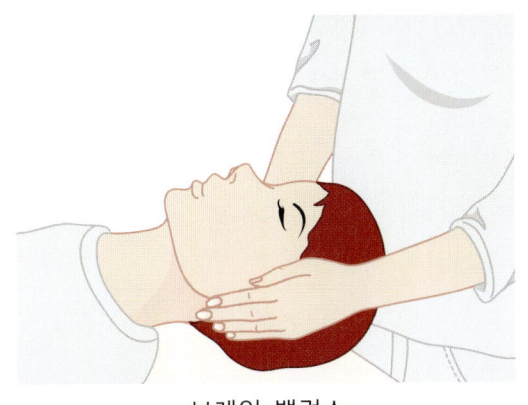

브레인 밸런스

브레인 밸런스

우뇌는 창조적이거나 즉흥적인 일을 할 때 사용하며, 좌뇌는 이성적 사고를 요하는 업무에 우선적으로 사용된다. 그러나 보다 강력하고 창조적이며 분명하고 통찰력이 있는 마음을 갖기 위해서는 이 두 부위가 다 필요하며 통합되어 사용되어야 한다. 브레인 밸런스(Brain Balance) 테크닉은 우뇌와 좌뇌가 균형을 잃어 나타날 수 있는 혼돈과 두통, 걱정, 과도한 사고, 창조성 결여 등에 도움을 줄 수 있다.

손바닥을 피시술자의 머리 양 옆에 편안하게 올려놓는다. 에너지 파동을 왼손에서 고객의 머리를 통해 오른손으로 부드럽게 보낸다. 오른손에서 에너지 파동을 다시 피시술자의 머리를 통해 왼손으로 돌려 보낸다. 이 테크닉을 빠르게 하거나 천천히 할 수 있으나 무엇보다 중요한 것은 균형이다. 보통 소요시간은 5분 정도 걸리며 신체적으로 또는 정신적으로 고통을 받고 있을 때 더 길게 할 수도 있다. 이때 밸런스를 가져올 수 있는 라벤더 빛의 얇은 광선이 한 손에서 다른 손으로 옮겨간다고 상상한다. 그런 다음 라벤더 빛이 점차적으로 커지면서 머리 전체에 가득차며 오로라 전체 영역에 퍼져나가는 것을 상상한다.

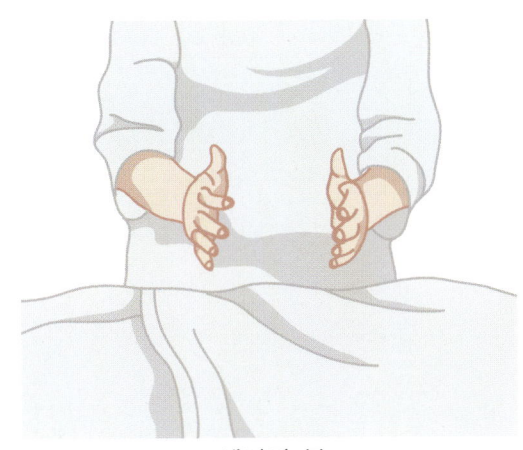

에너지 볼

에너지 볼

흙의 에너지를 사용하는 치유 테크닉으로 몸에 에너지를 불어 넣어준다. 특히 피시술자가 스트레스나 오래된 질병으로 인하여 에너지가 소진되었을 때 유용하다. 필링 테크닉보다 더 강력하게 에너지를 넣어주는 테크닉이다.

양손을 강렬하게 비빈 후 부드럽게 양 손바닥을 서로 붙여 쥔 다음 서서히 떨어뜨리면서 축구공 크기의 에너지 볼(Energy Ball)을 만든다. 피시술자의 복부 위로 에너지 볼을 쥐고 있다가 서서히 에너지 볼을 풀어놓아 피시술자의 몸으로 향하도록 한다. 피시술자의 위 부위(태양신경총 차크라)에 손을 올려놓은 다음 피시술자가 에너지를 계속해서 원하는지를 알아낸다. 만일 저항을 느낀다면 피시술자는 보내준 에너지로 충분하다는 뜻이다. 강제적으로 할 경우 피시술자는 속이 미식거릴 수도 있다.

노랑 또는 오렌지, 붉은빛을 띤 빛나는 볼이 양 손에서 만들어졌다고 상상한다. 이 에너지 볼이 피시술자 몸체의 중간부로 그리고 몸 전체로, 앞뒤로 움직이기 시작한다.

윈드쉴드 와이퍼스

윈드쉴드 와이퍼스(Windshield Wipers)는 신체 밸런스와 기 밸런스에 도움을 주기 위해 고안된 테크닉이다. 등을 대고 누운 피시술자의 발 끝에 서서 피시술자의 양쪽 발을 부드럽게 들어 테이블 양옆 끝까지 움직여 준다. 발등 또는 발 측면을 쥔 상태에서 양발을 모두 오른쪽으로 움직여준 다음 다시 왼쪽으로 움직인다. 이 동작은 부드럽고 리드미컬하게 진행하도록 한다. 마치 자동차 앞 유리 와이퍼처럼 움직여 준다. 좌우로 움직인 후 천천히 멈추면서 잠시 동안 발을 잡고 있다가 같은 동작을 반복해서 실행한다. 시술자의 발바닥에서 지상의 에너지가 깊고, 선명하고 따뜻한 황금색으로 올라와 피시술자의 몸에 전달된다고 생각한다.

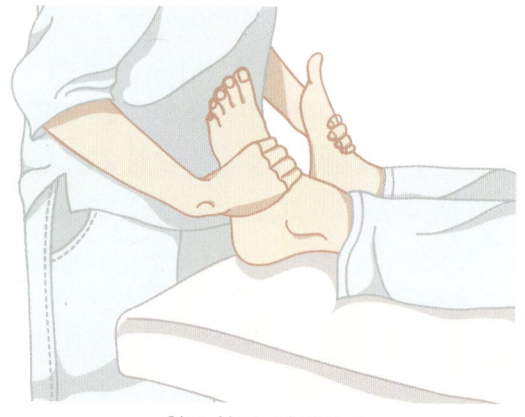

윈드쉴드 와이퍼스

그라운딩 웨이브

그라운딩 웨이브(Grounding Wave) 테크닉은 지상의 에너지를 이용한 치유법으로 불안한 사람들에게 유용하게 사용할 수 있다. 혼돈을 겪고 있거나 멍한 느낌이 있는 사람들에게 도움을 준다. 시술자의 손바닥을 피시술자의 발바닥에 편안하게 놓는다. 에너지 파동을 피시술자의 척추 선을 따라 각 에너지 센터에 보낸다. 크라운 차크라에 에너지 파동이 도달하게 되면 머리 위로 퍼져나가 다시 피시술자의 발로 돌아오고 다시 시술자의 손으로 전달된다. 피시술자의 에너지가 제자리로 돌아오는 것을 느끼게 될 때 이 테크닉은 완성된다. 느낌은 '찰칵' 하는 것으로 느끼기도 하고 혹은 따뜻하게 데워지는 것으로 느끼기도 한다. 피시술자의 발에서 손을 뗄 때는 천천히 진행하는 것을 잊지 않는다. 연상법으로는 깊고 밝은 붉은 색상의 빛이 전신을 통하여 파동치는 것을 그려본다. 파동이 제자리로 돌아와 마쳤을 때, 각 에너지 센터가 살아나고 원래 갖고 있는 아름다운 색상이 빛나는 것을 상상한다.

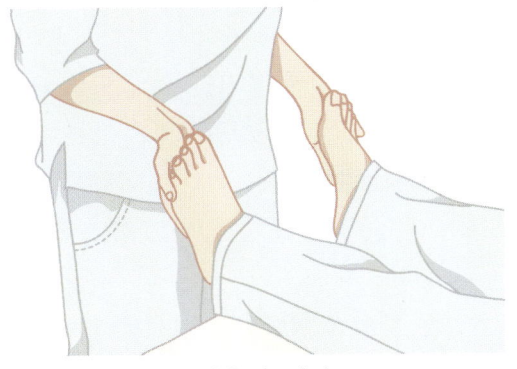

그라운딩 웨이브

두개천골 요법

"두개천골 요법은 뇌척수액의 흐름을 원활하게 하여 자율신경계의 항상성을 유도하며 우울증, 행동장애, 학습장애, 뇌기능장애, 만성두통 등에 치유 효과를 나타내며 이어캔들의 사용효과와 유사점을 갖는다. 특히 전인요법 철학에 바탕을 두면서 증상의 원인 케어에 초점을 맞췄다는 점에서 추천하고 싶다."

두개천골 요법(Cranio-Sacral Therapy)은 미국 정골요법 의사이며 외과의사인 존 업레저(John Upledger) 박사에 의해서 발전되었다. 두개천골 요법에서는 심장의 박동과 호흡에 의한 폐의 리듬뿐만 아니라 뇌에도 규칙적인 리듬이 존재한다고 믿는다. 중추신경계의 체액인 뇌척수액(CSF)은 두개골과 천골 사이에서 규칙적으로 순환하면서 일정량이 흐르며 고유의 리듬을 갖고 있다. 만일 두개와 천골 사이의 중추신경계가 이상이 생길 경우에 각종 질병에 시달리게 된다.

두개천골 요법사들은 동전의 무게보다도 더 가벼운 압력으로 부드럽게 터치함으로써 두개-천골 사이의 리듬을 모니터하여 문제가 있거나 스트레스가 있는 근원지를 찾아낼 수 있다. 문제의 근원지를 찾았을 때 치료사들은 뇌척수액과 관련된 조직이 자연스럽게 움직일 수 있도록 보조하여 피시술자가 직접 자신의 문제를 치유할 수 있도록 돕는다. 또한 두개천골요법은 다른 보완요법과 함께 사용하여 신체가 최상의 상태로 회복할 수 있도록 돕는다.

두개-천골 리듬

CSR(Cranio-Sacral Rhythm)은 근육, 신경, 근막 조직을 통하여 전달되는 섬세하며 리드미컬한 움직임으로 전신 어디에서나 느낄 수 있다. 치료사들은 인체 부위별로 나타나는 이 리듬의 힘과 진폭, 성질을 느껴 어느 부위의 리듬이 손상되었는지를 찾아낸다. 이를 통해서 숙련된 두개천골 요법사들은 어느 조직의 기능이 제한받고 있는지를 찾아낼 수 있다.

전형적인 두개천골 요법 트리트먼트

피시술자는 옷을 입은 상태에서 등을 대고 침대에 눕는다. 테라피스트는 발목, 머리, 목, 허리와 같은 특정 부위를 손으로 진맥하면서 두개천골 시스템의 상태를 파악한다. 오로지 테라피스트의 손에 의한 가벼운 힘만이 적용될 뿐이다. 간혹 테라피스트는 피시술자의 사지를 들어올려 부드러운 동작으로 천천히 움직임을 줘 신체 조직이 스스로 이완되도록 하기도 한다. 전형적인 트리트먼트 시간은 1시간 정도이며 아이들이나 유아는 30분 정도가 좋다.

두개천골 요법을 사용할 수 있는 증상
두통 / 편두통 / 과민성장증후군 /소화장애 / 만성 요통 / 우울증 / 뇌졸중 / 뇌척수 손상 / 뇌와 척수, 신경계 장애 / 다발성 경화증 / 폐경기 질환 / 생리 장애 / 골 관절염 & 류머티스 / 악관절증 / 만성적 통증 / 엘러지 / 신경통 / 부비강염 / 이명 / 현기증 /저고혈압

독일 오토 부인으로부터 받은 임상사례

글 : Frau Otto (오토 부인)

21세 환자
증상 : 스트레스로 인한 두통과 관절통
이어캔들 적용 후 아주 편안해졌고 머리가 맑아졌다. 스트레스로 인한 두통이 없어지고 마치 그 전에 아무런 통증이 없었던 것처럼 정상으로 돌아왔다. 이어캔들과 함께 침술, 마사지, 림프마사지를 함께 했던 것이 시너지 효과를 냈다.

42세 환자
증상 : 스트레스로 인한 신경과민과 불면증
이어캔들 적용 후 아주 깊은 숙면을 취할 수 있었고 머리가 맑아지면서 집중력이 높아졌다. 이 환자는 이어캔들 후 이유 없이 한동안 울었는데 생각하건데 뭔가 막혔던 것이 풀리면서 울음을 터트린 것으로 보인다. 그 이후로는 그렇게 운 적이 없다.

54세 환자
증상 : 업무과다로 인한 스트레스성 두통
이어캔들을 하는 동안 잠에 들어 있었으며 이어캔들 후 마음과 몸이 하나가 된 느낌을 받았다.

72세 환자
증상 : 어지럼증과 목, 어깨가 뻣뻣한 증상
이어캔들 적용 후 어지러움증이 없어지고 목과 어깨가 편해지고, 머리가 아주 맑아졌다. 깊은 이완의 효과가 있었다.

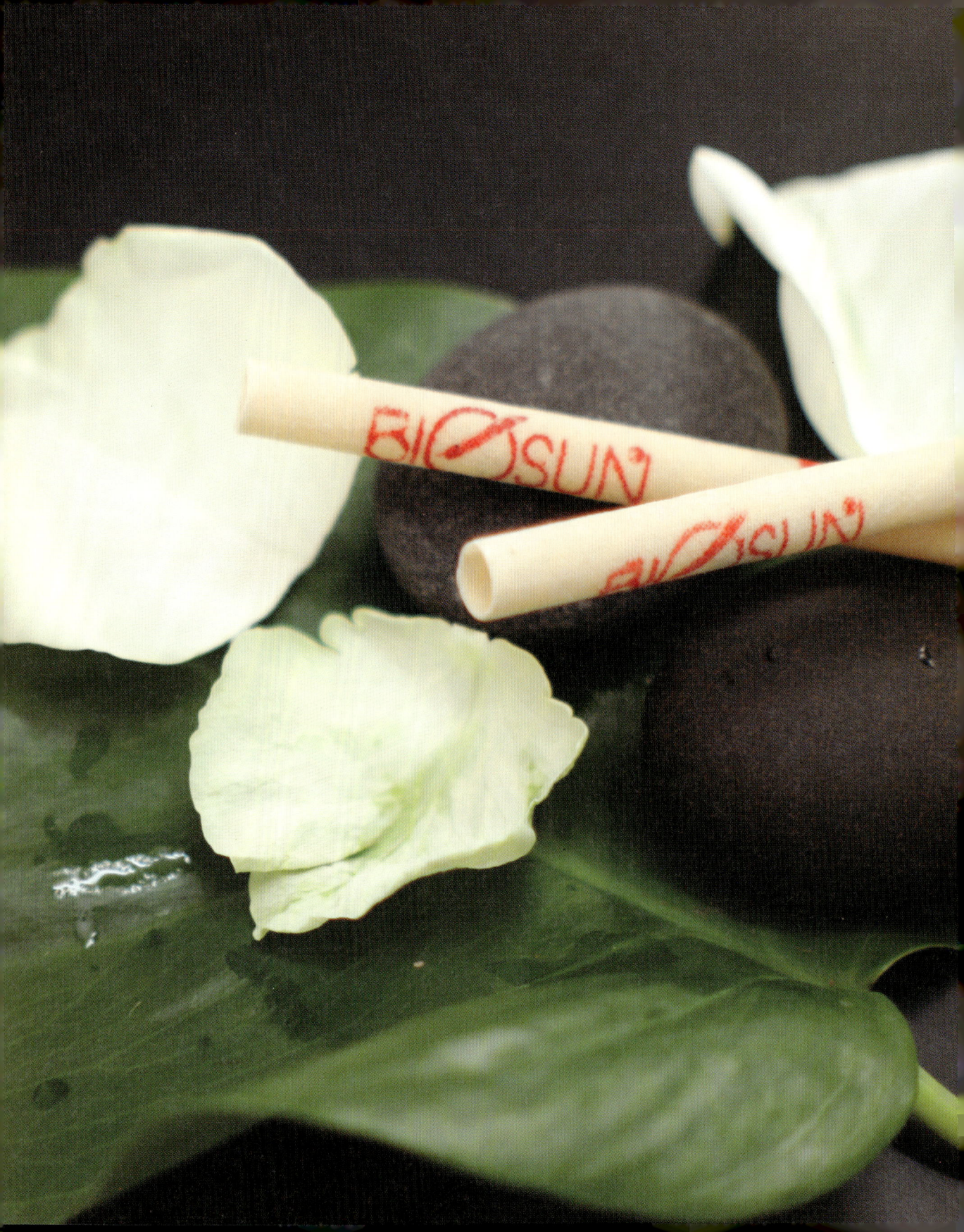

PART 6

부록

이어캔들 전문가들은 이어캔들을 적용하는 동안 가급적이면 음악도 가장 작게 해놓거나 무음 상태로 해서 피시술자가 이어캔들이 타는 것에 집중할 수 있도록 한다.

귀 · 부비강 · 목의 구조 이해

이어캔들 트리트먼트

귀, 부비강, 목의 구조 이해
귀

귀는 양쪽 옆머리(측두골)에 붙어 있으며 소리를 듣는 역할과 균형을 유지시켜주는 역할을 한다. 귀는 크게 외이, 중이, 내이로 구분할 수 있다.

외이 : 외이는 우리가 눈에 직접 보이는 귓바퀴와 외이도를 합쳐서 부르는 말이다. 귓바퀴는 외부의 소리를 모아서 귀 내부로 전달하는 역할을 한다. 이것은 귓바퀴의 뒷쪽에 손을 대 안테나처럼 펼치면 소리가 더 크게 들리는 것에서 쉽게 확인할 수 있다.

외이도는 귓구멍의 안쪽으로 S자 모양으로 구부러진 통로다. 외이도에 있는 털과 약 4000개의 피지선이 먼지나 세균 등의 이물질이 고막에 들어가지 못하게 보호하는 역할을

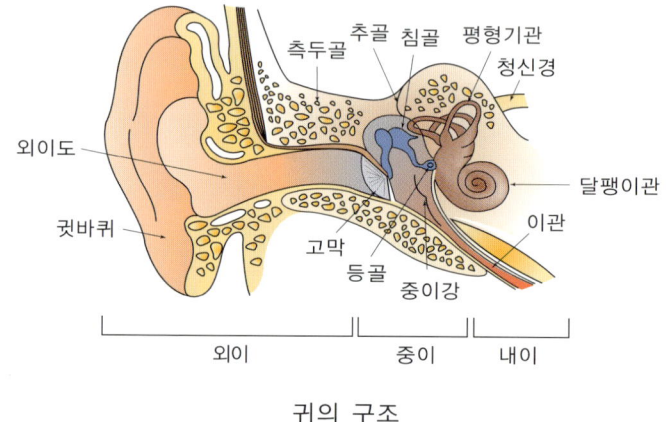

귀의 구조

한다. 바깥쪽 3분의 1의 연골 부분과 안쪽 3분의 2의 뼈 부분으로 이루어져 있고, 예민한 안쪽 부분을 외부에서 자극하거나 상처를 입히면 통증을 느낀다.

중이 : 고막에서 달팽이관까지의 부분을 중이라고 한다. 소리가 귀에 전달되면 귓바퀴를 통해 음파가 모아지고 외이도를 지나서 고막에 전달된다. 음파에 의해 고막이 떨리면 중이에 있는 청소골이라는 세 개의 뼈(망치뼈, 모루뼈, 등자뼈)가 진동에 의해 차례대로 움직인다. 마지막으로 등자뼈의 진동이 다시 달팽이관의 림프액에 전달되어 중이에서 내이로 소리가 전달된다.

전정과 세 개의 반고리관 : 몸의 위치와 운동상태를 감지하는 기관을 전정기관이라고 한다. 세 개의 반고리관은 서로 수직으로 배열되어 전정에 연결되어 있고, 그 속에 림프액이 차 있다. 고개를 돌리거나 몸을 기울이면 액체인 림프액이 관 속을 흐르게 되고 털이 나와 있는 감각세포(유모세포)를 자극한다. 이런 과정으로 몸이 얼마나 기울어졌는지, 어느 방향으로 움직이는지 등을 느낄 수 있다. 빙글빙글 돌다가 갑자기 멈추면 세반고리관 안의 림프액은 움직임을 멈추지 않고 잠깐 동안 계속 회전한다. 이로 인해 몸이 정지한 후에도 한동안 어지러움을 느낀다.

달팽이관 : 달팽이의 껍데기처럼 생긴 길이 약 3cm의 관이다. 내부에 림프액이 차 있고, 피아노 건반처럼 생긴 청각세포가 다수 붙어 있다. 음파가 중이의 뼈들을 통해서 내이로 전달되면 달팽이관 내부의 림프액에 파동을 일으킨다. 이 파동이 내부의 청세포를 자극하고 청신경을 통해 뇌까지 소리 정보를 전달한다.

부비강

부비강은 비강과 관통되어 두개골 내에 위치해 있으며 상악동, 접형동, 사골동, 전두동의 부분으로 나누어진다. 부비강은 유아 때는 발달이 덜 되어 있지만, 성장함에 따라 그 부피가 커진다. 두 개의 상악동은 볼 주위에 있으며 이 두 부비강은 출생시부터 존재하고 뼈의 성장과 함께 커진다. 접형동은 얼굴 깊숙이 코 뒤편에 위치하며 사춘기 전까지는 발달하지 않는다. 사골동은 콧대 양 주위와 양 눈 사이 뒤쪽에 위치해 있으며 출생시부터 존재한다. 앞이마에 있는 전두동은 아이가 7세가 되기 전까지는 발달하지 않는다.

부비강은 목소리에 공명을 줄 뿐만 아니라 흡입한 공기를 따뜻하게 데우고 촉촉하게 하며 또한 두개골의 무게감을 감소시키는 것으로 알려져 있다. 코처럼 부비강 역시 매우 가느다란 섬모와 같은 실리아로 덮여 있다. 실리아는 부비강에서 만들어진 점액을 작은 배출구로 보내는 역할을 한다. 그러나 감기 바이러스나 엘러지에 의해서 콧속 점막 층에 위치한 섬모 기능이 장애를 받으면 비염이 발생된다. 이로 인해 코 안의 점막과 부비강 점막이 부어 오르게 되며 부비강의 자연 배출구들이 막혀 점액이 부비강 내에 가득 차게 될 경우 이것을 흔히 부비강염이라고 한다

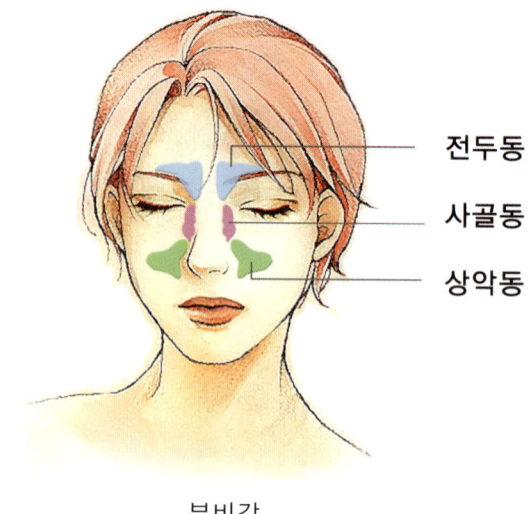

부비강

목

목은 둥근 고리 모양의 관으로 말을 만들어 낼 뿐만 아니라 공기와 함께 음식물과 물이 지나가는 통로이다. 목은 다음과 같이 세 부위로 나뉜다.
- 코 뒤에 위치한 인두(naso-pharynx)
- 입의 뒤편에 위치한 인두 중앙(oro-pharynx)
- 후두부(성대 포함)

성대는 폐로 연결된 기관(氣管)으로 관통되어 있다. 부드러운 조직으로 이루어진 후두개는 성대 바로 위에 위치해 있다. 후두개는

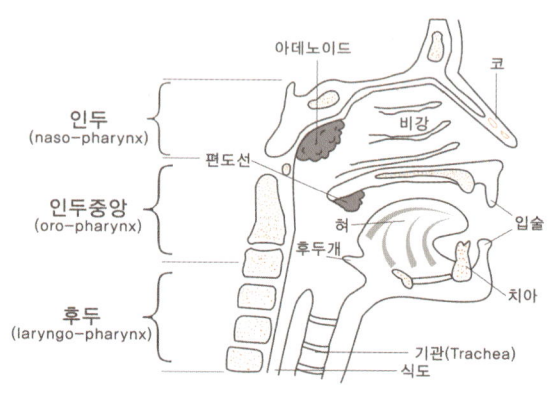

목의 내부구조

기관 내로 음식물이 들어가 자극을 발생시키지 않도록 막아주는 역할을 담당한다. 림프 조직인 아데노이드와 편도선은 입의 양 옆과 뒤에 위치하여 감염물질이 입을 통해서 몸 안으로 들어오는 것을 막아준다. 상부호흡기 감염에 의해서 아데노이드와 편도선은 감염되기도 하며 붓기도 한다.

후각기관

비강의 윗부분에는 얇은 점막으로 이루어진 후상피(Olfactory Epithelium)가 있고 그 점막 아래에는 천만 개의 후각세포가 있다. 향 입자들은 가스 상태로 점막을 통해 천만 개의 후각세포로 전달된다. 각 후각세포는 작은 섬모 다발을 지니고 있고, 인간의 코는 매우 약한 냄새일지라도 만 가지 이상의 다른 향을 구분할 수 있다. 후각 수용체는 후각구에 향을 전달하기 전에 향 분자를 전기적 신경 자극 형태로 전환시키는 일을 한다. 전기적 신경 자극이 최초로 진행되는 곳이 후각구이다. 후각 메시지는 후각관을 통하여 뇌에 위치한 상부의 후각영역으로 전달된다.

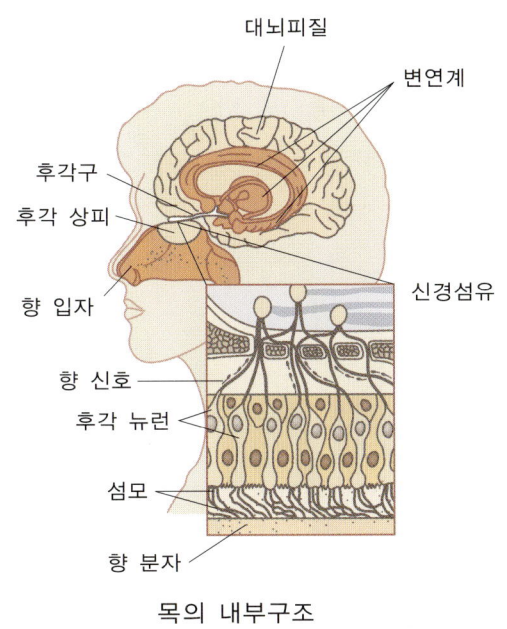

목의 내부구조

이어캔들 트리트먼트

유럽에서는 이어캔들 시술을 먼저 하고 보통은 귀를 비롯하여 목과 어깨, 얼굴 마사지를 하는 것을 추천한다. 이어캔들 전문가들은 이어캔들을 적용하는 동안 가급적이면 음악도 가장 작게 해놓거나 무음 상태로 해서 피시술자가 이어캔들이 타는 것에 집중할 수 있도록 한다.

이어캔들은 아주 섬세한 테라피이며 적용 후 최소 10~15분 이상 휴식하는 것이 좋다. 이런 점에서 이완을 가져올 수 있는 테라피를 할 경우 이어캔들을 먼저 시행할 것을 추천하고 싶다. 다만 이어캔들의 효과를 높이기 위해 귀 마사지와 함께 폴라러티 마사지를 먼저 시행하여 기를 열어줄 경우 이어캔들의 효과가 더욱 높아진다. 아래 순서는 필자 개인적으로 프로그램을 구성해 본 것이며 누구든 이 책에서 소개된 다양한 테라피를 이용하여 독자적인 프로그램을 구성할 수 있다.

이어캔들 트리트먼트 시작과 끝에 사용한 폴라러티 마사지와 귀 마사지는 제5장에 소개된 기타요법 자료를 참고하여 동작을 익힌다.

오픈 토즈

제7차크라와 연결된 각 토즈를 터치하여 고객에게 치료자의 힐링 에너지를 전달한다. 오늘의 이어캔들 시술을 건강하게 받아들일 수 있도록 기의 문을 여는 의미를 갖는다.

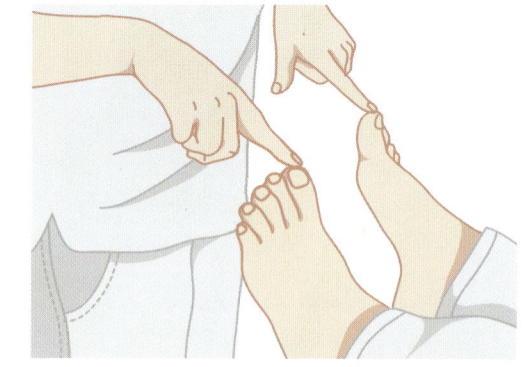

오픈 토즈

헤드 홀드

이완과 밸런스, 스트레스를 풀어주는 테크닉이다.

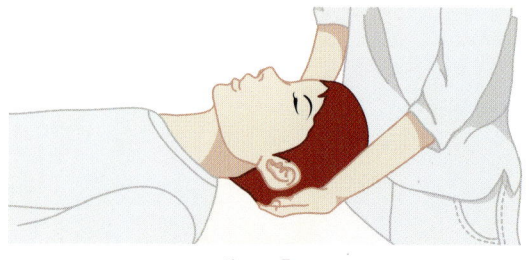

헤드 홀드

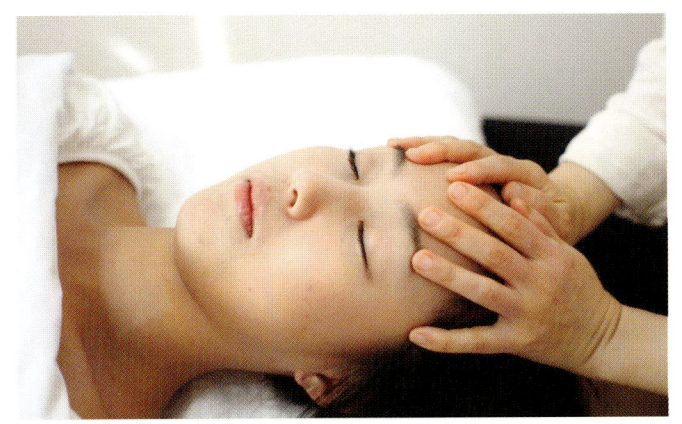

포헤드 스프레드
제6차크라 7차크라를 연결시켜주는 테크닉으로 마음을 깨끗하게 하여 치유 에너지를 받아들일 수 있는 준비를 한다.

포헤드 스프레드

귀 마사지

아로마 마사지 오일을 이용하여 양쪽 귀를 부드럽게 마사지해준다. 많은 반사점이 있는 귀를 충분히 마사지해줘 이어캔들의 효과를 증대시키며 또한 이어캔들 적용 전에 생길 수 있는 두려움과 불안을 없애준다.

제5장에 소개된 귀반사 요법에 소개된 귀 마사지를 참고하여 동작을 익힌다.

귀 마찰하기
검지와 중지를 이용해서 귀 뒤와 앞을 동시에 마찰하는 방법이다. 10회씩 2~3회를 반복한다.

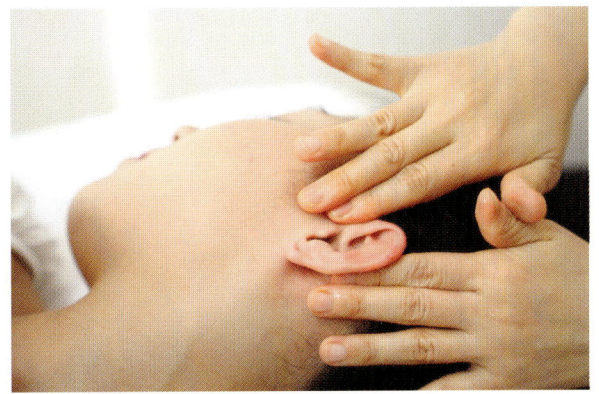

귀 마찰하기

귀 당기기

귀의 가장자리에 있는 Y자 연골을 상, 중, 하로 삼등분하여 차례로 지긋이 당겼다 놓기를 반복한다. 시원한 느낌이 나도록 당겨주는 것이 핵심이다.

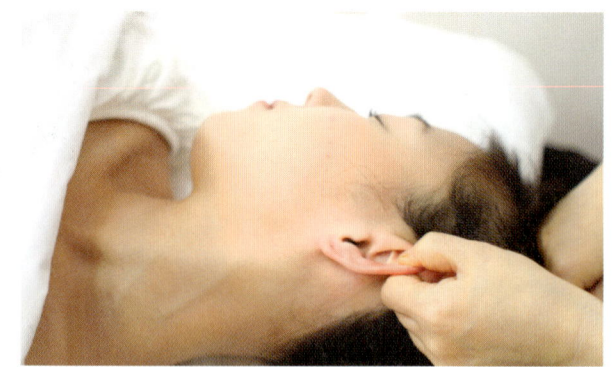

귀 당기기

귀 접기

귀를 부드럽게 반으로 접은 채로 어루만진 후 다시 그 반대로 접는 척추를 유연하게 해주는 효과가 있다.

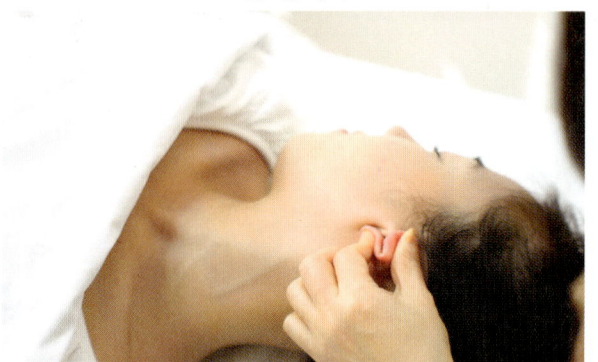

귀 접기

귓불 누르기

귓불은 세로 3등분하여 다시 가로 3등분하여 지압해준다.

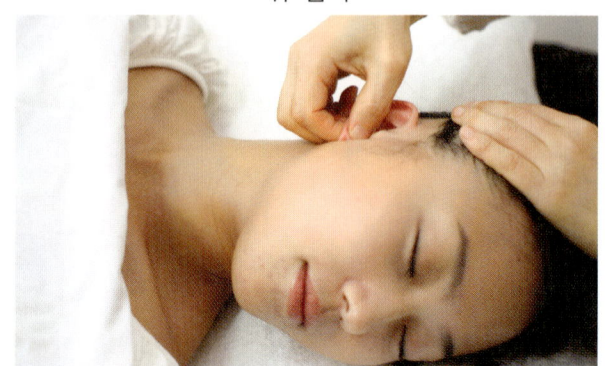

귓불 누르기

이어캔들과 이어오일 적용

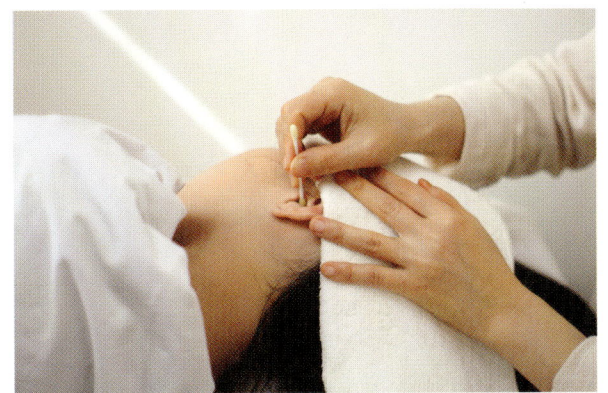

외이도 이어오일 적용

1. 타월을 외이도 입구 위로 늘어뜨려 놓는다. 이어캔들 시술 전 아로마 마사지 오일을 면봉에 적셔 외이도에 가볍게 적용한다.

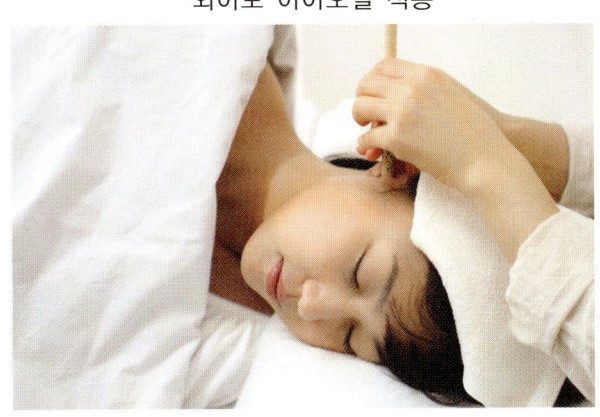

불을 붙인 이어캔들 꽂기

2. 이어캔들에 불을 붙여 외이도에 반듯하게 꽂는다. 간혹 피시술자의 외이도 방향에 따라 이어캔들이 직각으로 꽂혀지지 않으며 다소 경사지게 꽂혀지기도 한다. 타월을 이용하여 이어캔들 주변을 감싼다. 이때 타월이 이어캔들의 경계선 위로 올라오지 않도록 주의한다.

3 이어캔들을 외이도에 꽂고 가볍게 손이 올려져 있을 때 피시술자는 안정감과 함께 이어캔들 내 빈 관 안에서 순환하는 증기로 인한 부드러운 열을 느낄 수 있다. 오른쪽 귀를 시술할 경우 오른손으로 이어캔들을 잡도록 하며 왼쪽 귀를 시술할 때는 왼손으로 이어캔들을 잡는 것이 바람직하다.

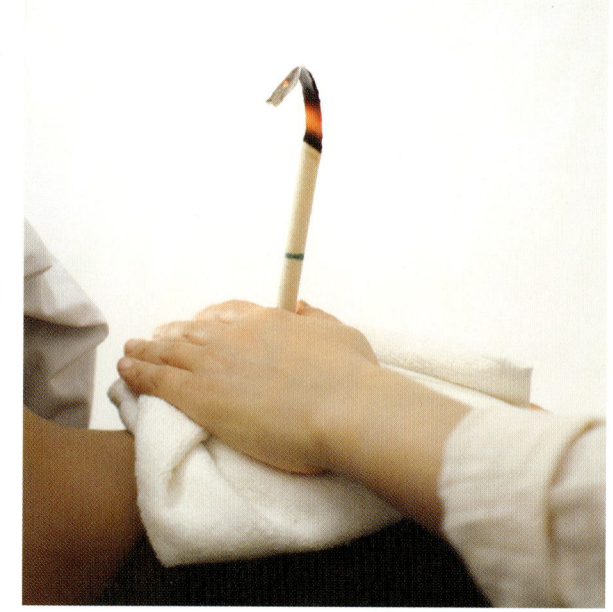

이어캔들 시술자의 따뜻한 손길

4 이어캔들 경계선에서 1cm 위까지 탔을 때 귀에서 제거한 후 미리 준비한 물컵에 넣어 끈다.

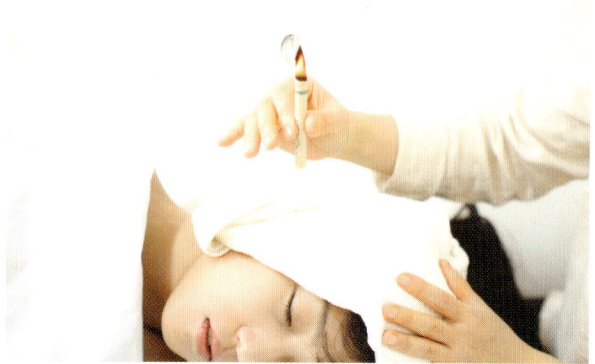

이어캔들 제거

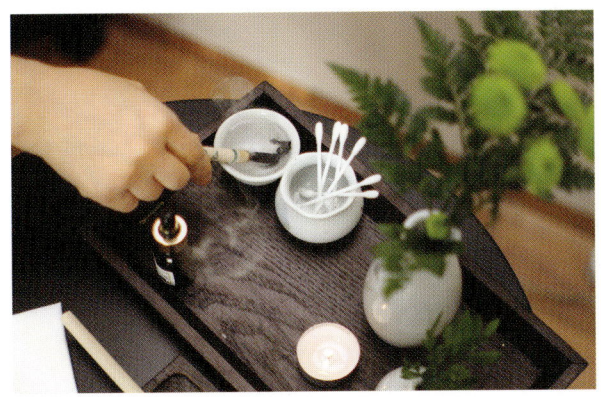
이어캔들 소화

5 면봉에 아로마 마사지 오일을 가볍게 적신 후 외이도 입구에 쌓인 허브재와 이어캔들 잔류 파우더를 부드럽게 닦아낸다. 외이도 입구 이상으로 면봉을 넣어 닦지 않도록 한다.

6 다른 쪽 귀에 1, 2, 3, 4, 5의 순서대로 진행한다.

두피 마사지

1 손가락 지문을 이용하여 톡톡 두드려 주거나 혹은 에너지 솔(헤어 또는 바디 브러시)을 이용하여 가볍게 두드린다.
2 양 엄지손가락을 중앙에서 사이드 방면으로 지압해준다.
3 두피 전체에 손을 올려놓고 손가락에 압을 주며 서클 동작을 반복한다.
4 손가락을 이용하여 두피를 자극하면서 시원하게 빗질을 해준다. 모발을 지긋이 잡아준다.
5 가볍게 머리를 쓸어주면서 마무리한다.

클로즈 토즈

피시술자가 최고의 에너지를 시술자로부터 받았다는 의식을 보내면서 일상 생활에 적당할 만큼 고객의 차크라를 닫아준다.

끝으로 이어캔들의 효과는 이어캔들 제품의 안전성과 우수성, 시술자의 정성과 에너지에 달려 있다. 이어캔들 시술 전에 시술자는 마음의 정화가 필요하다. 만일 마음이 불안하거나 산만한 상태라면 그 에너지 파동이 그대로 피시술자에게 전달될 수 있기 때문이다. 이어캔들을 통해 시술자나 피시술자 모두 고대로부터 내려온 이완 및 정화효과를 함께 누릴 수 있기를 바란다.

이어캔들 교육 센터

아로마나투아　　　Tel 1544-0164　　　Website: www.aromanatur.com
미즈아로마　　　　Tel 02-412-1945　　Website: www.msaroma.co.kr
오도라타　　　　　Tel 1544-5124　　　Website: www.odorata.co.kr

한국이어코치협회
노효연 회장　　　 Tel 032-832-5356　 http://cafe.naver.com/yearsos.cafe

예지 뷰티 & 테라피
정선주 원장　　　 Tel 051-253-6880

한국아로마테라피전문가협회(KAA)
박미진 교수　　　 TEL 053-473-1767
코몽드 학원　　　 Tel 02-581-1275~6　Website: www.comonde.com

이어캔들 공급업체

BIOSUN GmbH
35641 Schwalbach
PO Box 100
Germany
Phone: +49 64 45 / 60 07-0
Email: info@biosun.com
Website: www.biosun.com

한국 바이오썬 독점 수입원
아로마나투아
서울시 양천구 목1동 961-1
목동 현대 하이패리온 Ⅱ 206동 1802호
Website: www.aromanatur.com

이어캔들 및 아로마 전문쇼핑몰
미즈아로마
서울 송파구 송파1동 38-10 403호
Website: www.msmall.co.kr

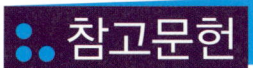

참고문헌

- Ear candling and other treatments for Ear, Nose & Throat Problems (Andrew Sceats)
- Ear candling in essence (Mary Dalgleish & Lesley Hart)
- Hopi candles (Jili Hamilton)
- Ear candling and cancer therapy (Patrick Quanten MD & Greg Webb RMT)
- Statistical Assessment of an application with Biosun Earcandles (Dr. Reiner Heidl)
- Documentation of an application observation on Biosun Earcancles to prove the relaxation effect by means of a quantitative electroencephalogram (Dr. R?diger Schellenberg)
- Aromatherapy & Subtle Energy Techniques?(Joni Keim Loughran & Ruah Bull)
- Clinical Aromatherapy (Jane Buckle)
- The Fragrant Mind (Valerie Ann Worwood)
- Aromatherapy Insight Card?for Intuitive Aromatherapy (Jennifer Jefferies ND & Karen Osborn)
- Indian Head Massage (Narendra Mehta)
- The Complete guide to Aromatherapy (Salvatore Battaglia)
- The Enchanting Art of Aromatherapy (Salvatore Battaglia)

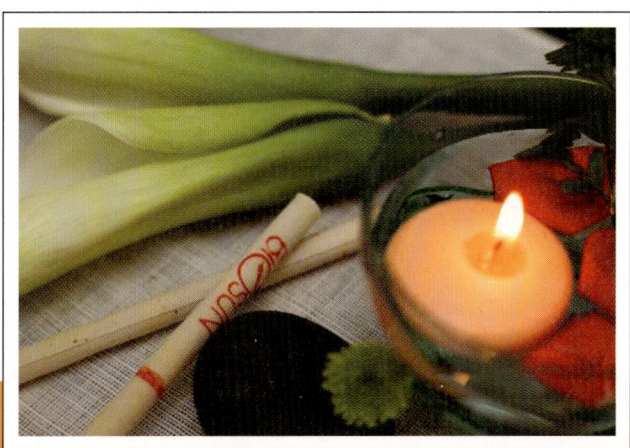

2009년 3월 1일 초판 인쇄
2009년 3월 10일 초판 발행

저자 / 강 해 미
발행처 / **크라운출판사**
신고번호 / 제300-2007-143호
발행인 / 李相源
주소 / 서울시 종로구 연건동 271-1
대표전화 / (02)745-0311~3
팩스 / (02)766-3000
홈페이지 / http://www.crownbook.com
Copyright ⓒ 2009 CROWN Publishing Co.

ISBN 978-89-406-9957-7

정 가
12,000원

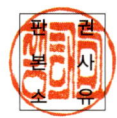

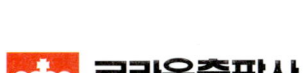